50 Yoga-Posen, die Sie zu Hause ausprobieren können

Franklin Fisher

Veröffentlicht von Amazon KDP

Amazon.com, Inc.

Postfach Box 81226

Seattle, WA 98108-1226

Vereinigte Staaten.

Gedruckt von Amazon KDP in den USA

Inhaltsverzeichnis

Berghaltung (Tadasana)

Die Berghaltung (Tadasana) ist eine grundlegende Yoga-Haltung, die als Ausgangsposition für viele andere Stellungen dient. So führen Sie die Bergpose aus:

1. Stehen Sie aufrecht, die Füße hüftbreit auseinander, die Zehen zeigen nach vorne und die Arme liegen entspannt an den Seiten.
2. Verteilen Sie Ihr Gewicht gleichmäßig auf beide Füße und beanspruchen Sie Ihre Beinmuskulatur.
3. Strecken Sie Ihre Wirbelsäule, indem Sie Ihre Brust anheben und Ihre Schultern nach hinten und unten rollen.
4. Halten Sie Ihr Kinn parallel zum Boden und blicken Sie sanft nach vorne.
5. Drücken Sie mit den Füßen nach unten und spüren Sie, wie Sie mit dem Boden verwurzelt sind, während Sie gleichzeitig durch den Scheitel Ihres Kopfes nach oben greifen.

6. Atmen Sie langsam und tief ein und halten Sie die Pose 30 Sekunden bis 1 Minute lang. Konzentrieren Sie sich dabei auf Ihre Ausrichtung und Atmung.

Herabschauender Hund (Adho Mukha Svanasana)

Der nach unten gerichtete Hund, oder Adho Mukha Svanasana auf Sanskrit, ist eine der bekanntesten Yoga-Posen und wird oft als Teil einer Sonnengruß-Sequenz praktiziert. So geht's:

1. Beginnen Sie auf Händen und Knien, wobei Ihre Handgelenke unter Ihren Schultern und Ihre Knie unter Ihren Hüften ausgerichtet sind.
2. Spreizen Sie Ihre Finger weit auseinander und drücken Sie sie mit den Handflächen fest in die Matte, um eine starke Grundlage zu schaffen.
3. Ziehen Sie Ihre Zehen nach unten und atmen Sie aus, während Sie Ihre Hüften zur Decke heben und Ihre Arme und Beine strecken, um eine umgekehrte V-Form zu bilden.
4. Halten Sie Ihre Hände schulterbreit auseinander und Ihre Füße hüftbreit auseinander. Abhängig von Ihrer Flexibilität können Ihre Fersen die Matte berühren oder auch nicht.

5. Verlängern Sie Ihre Wirbelsäule, indem Sie Ihr Steißbein zur Decke strecken und Ihre Brust in Richtung Ihrer Oberschenkel drücken.
6. Spannen Sie Ihren Quadrizeps an, um Ihre Kniescheiben anzuheben und Ihre Oberschenkel zu straffen.
7. Entspannen Sie Kopf und Nacken und lassen Sie sie frei zwischen Ihren Armen hängen.
8. Drücken Sie fest in Ihre Handflächen und verteilen Sie Ihr Gewicht gleichmäßig auf Ihre Hände und Füße.
9. Halten Sie die Pose 5–10 Atemzüge lang und atmen Sie dabei tief und gleichmäßig.
10. Zum Lösen atmen Sie aus, während Sie Ihre Knie sanft wieder auf die Matte senken.

Der herabschauende Hund streckt den gesamten Körper, insbesondere die hintere Oberschenkelmuskulatur, die Waden, die Schultern und die Wirbelsäule. Außerdem stärkt es die Arm-, Schulter- und Rumpfmuskulatur, beruhigt den Geist und baut Stress ab. Üben Sie diese Pose regelmäßig, um Flexibilität, Kraft und allgemeines Wohlbefinden zu verbessern.

Krieger I
(Virabhadrasana I)

Krieger I, oder Virabhadrasana I auf Sanskrit, ist eine kraftvolle Standhaltung, die Kraft, Stabilität und Konzentration aufbaut. So üben Sie es:

1. Beginnen Sie in der Berghaltung (Tadasana) oben auf Ihrer Matte, mit hüftbreit auseinander stehenden Füßen und Armen an den Seiten.
2. Treten Sie mit dem linken Fuß nach hinten und halten Sie die Zehen in einem 45-Grad-Winkel leicht nach außen gerichtet.
3. Beugen Sie Ihr rechtes Knie und stapeln Sie es direkt über Ihrem rechten Knöchel, sodass Ihr Schienbein senkrecht zum Boden steht. Ihr linkes Bein sollte gerade und kräftig sein und die Ferse sollte fest in die Matte drücken.
4. Drehen Sie Ihren linken Fuß leicht nach innen, etwa um 45 Grad, um Ihre Hüften in Richtung der Vorderseite der Matte auszurichten.
5. Atme ein, während du deine Arme über deinen Kopf hebst, mit deinen

Fingerspitzen nach oben greifst, die Handflächen einander zugewandt sind oder deine Handflächen zusammenführen.

6. Halten Sie Ihre Schultern entspannt und nach unten gerichtet, weg von Ihren Ohren, und blicken Sie nach vorne oder leicht nach oben.

7. Senken Sie sich tiefer in die Beuge Ihres rechten Knies und stellen Sie sicher, dass es auf einer Linie mit Ihrem Knöchel bleibt und nicht über Ihre Zehen hinausragt.

8. Spannen Sie Ihre Rumpfmuskulatur an, um Ihre Wirbelsäule zu stützen, und drücken Sie sie fest in die Außenkante Ihres hinteren Fußes.

9. Halten Sie die Pose 30 Sekunden bis 1 Minute lang, atmen Sie tief ein und behalten Sie die Konzentration bei.

10. Um sich zu lösen, atmen Sie aus, während Sie Ihre Arme senken und Ihren linken Fuß nach vorne machen, um Ihren rechten Fuß in der Berghaltung zu treffen.

Warrior I stärkt die Beine, Arme und Rumpfmuskulatur und verbessert gleichzeitig das Gleichgewicht und die Konzentration. Es öffnet auch die Hüften und die Brust und fördert so ein Gefühl von

Selbstvertrauen und Selbstvertrauen. Üben
Sie diese Pose regelmäßig, um innere Stärke
und Belastbarkeit zu fördern.

Krieger II (Virabhadrasana II)

Krieger II, oder Virabhadrasana II auf Sanskrit, ist eine dynamische Standhaltung, die Kraft, Stabilität und Konzentration aufbaut und gleichzeitig die Offenheit der Hüften und der Brust fördert. So üben Sie es:

1. Beginnen Sie in der Berghaltung (Tadasana) oben auf Ihrer Matte, mit hüftbreit auseinander stehenden Füßen und Armen an den Seiten.
2. Treten Sie mit dem linken Fuß nach hinten und halten Sie die Zehen in einem 45-Grad-Winkel leicht nach außen gerichtet.
3. Strecken Sie Ihre Arme seitlich auf Schulterhöhe parallel zum Boden aus, die Handflächen zeigen nach unten.
4. Beugen Sie Ihr rechtes Knie und stapeln Sie es direkt über Ihrem rechten Knöchel, sodass Ihr Schienbein senkrecht zum Boden steht. Ihr linkes Bein sollte gerade und kräftig sein und die Ferse sollte fest in die Matte drücken.
5. Drehen Sie Ihren linken Fuß leicht nach innen, etwa um 45 Grad, um Ihre

Hüften besser zur Seite der Matte zu bringen.

6. Schauen Sie über Ihre rechten Fingerspitzen und halten Sie Ihren Kopf in einer Linie mit Ihrer Wirbelsäule.
7. Entspannen Sie Ihre Schultern, weg von Ihren Ohren, und spannen Sie Ihre Rumpfmuskulatur an, um Ihre Wirbelsäule zu stützen.
8. Stellen Sie sicher, dass Ihr rechtes Knie in einer Linie mit Ihrem Knöchel bleibt und nicht über Ihre Zehen hinausragt.
9. Drücken Sie fest auf die Außenkante Ihres hinteren Fußes und halten Sie beide Beine stark und aktiv.
10. Halten Sie die Pose 30 Sekunden bis 1 Minute lang, atmen Sie tief ein und behalten Sie die Konzentration bei.
11. Zum Lösen atmen Sie aus, während Sie Ihr rechtes Bein strecken und Ihre Arme senken. Treten Sie mit dem linken Fuß nach vorne, um in der Bergpose auf Ihren rechten Fuß zu treffen.

Warrior II stärkt die Beine, Arme und Rumpfmuskulatur und streckt gleichzeitig Hüfte, Leistengegend und Brust. Es fördert auch ein Gefühl von Selbstvertrauen, Mut

und Entschlossenheit. Üben Sie diese Pose
regelmäßig, um Ihre körperliche und geistige
Belastbarkeit zu stärken.

Krieger III (Virabhadrasana III)

Krieger III, oder Virabhadrasana III auf Sanskrit, ist eine herausfordernde Balancehaltung, die die Beine, die Rumpf- und Rückenmuskulatur stärkt und gleichzeitig die Konzentration und den Fokus verbessert. So üben Sie es:

1. Beginnen Sie in der Berghaltung (Tadasana) oben auf Ihrer Matte, mit hüftbreit auseinander stehenden Füßen und Armen an den Seiten.
2. Verlagern Sie Ihr Gewicht auf den rechten Fuß und drücken Sie den gesamten Fuß nach unten. Spreizen Sie dabei die Zehen, um Stabilität zu gewährleisten.
3. Heben Sie beim Einatmen Ihr linkes Bein hinter sich von der Matte und halten Sie es gerade und parallel zum Boden. Richten Sie Ihre Zehen auf die Rückseite der Matte.
4. Beginnen Sie gleichzeitig, Ihre Hüften nach vorne zu beugen und senken Sie Ihren Oberkörper, bis er parallel zum Boden ist. Halten Sie

Ihre Wirbelsäule gerade und Ihre
Brust angehoben.

5. Strecken Sie Ihre Arme parallel zum
    Boden nach vorne aus, wobei Ihre
    Handflächen einander zugewandt
    sind. Beanspruchen Sie Ihre
    Rumpfmuskulatur, um das
    Gleichgewicht zu halten.

6. Halten Sie Ihr Standbein stark und
    gerade, mit einer leichten
    Mikrobeugung im Knie, um ein
    Blockieren zu vermeiden.

7. Stellen Sie sicher, dass Ihre Hüften
    gerade zur Matte ausgerichtet sind
    und die linke Hüfte nach unten zeigt.

8. Verlängern Sie sich über den Scheitel
    Ihres Kopfes und greifen Sie durch
    die linke Ferse nach hinten, um eine
    gerade Linie von Ihrem Kopf bis zu
    Ihrem linken Fuß zu bilden.

9. Finden Sie einen Brennpunkt
    (Drishti) auf dem Boden ein paar
    Meter vor Ihnen, um Ihr
    Gleichgewicht und Ihre
    Konzentration zu bewahren.

10. Halten Sie die Pose 5–10 Atemzüge
    lang und atmen Sie dabei tief und
    gleichmäßig.

11. Zum Lösen atmen Sie aus, während
    Sie Ihr linkes Bein langsam auf die

Matte senken und in die Berghaltung zurückkehren.

12. Wiederholen Sie den Vorgang auf der anderen Seite, verlagern Sie Ihr Gewicht auf Ihren linken Fuß und heben Sie Ihr rechtes Bein an.

Warrior III verbessert Gleichgewicht, Koordination und Propriozeption und stärkt gleichzeitig die Bein-, Rumpf- und Rückenmuskulatur. Es fördert auch die geistige Konzentration und Konzentration. Üben Sie diese Pose regelmäßig, um sowohl auf als auch außerhalb der Matte Stabilität und Haltung zu entwickeln.

Baumhaltung (Vrksasana)

Die Baumhaltung, oder Vrksasana auf Sanskrit, ist eine ausgleichende Haltung, die Stabilität, Konzentration und Ruhe fördert. So üben Sie es:

1. Beginnen Sie in der Berghaltung (Tadasana) oben auf Ihrer Matte, mit hüftbreit auseinander stehenden Füßen und Armen an den Seiten.
2. Verlagern Sie Ihr Gewicht auf den rechten Fuß und drücken Sie den gesamten Fuß nach unten. Spreizen Sie dabei die Zehen, um Stabilität zu gewährleisten.
3. Beugen Sie beim Einatmen Ihr linkes Knie und greifen Sie nach unten, um mit der linken Hand Ihren linken Knöchel zu greifen.
4. Platzieren Sie die Sohle Ihres linken Fußes auf der Innenseite des Oberschenkels oder der Wade Ihres rechten Beins und vermeiden Sie eine direkte Platzierung auf dem Kniegelenk.
5. Drücken Sie die Sohle Ihres linken Fußes fest in die Innenseite des

Oberschenkels oder der Wade und die Innenseite des Oberschenkels oder der Wade in die Sohle Ihres Fußes, sodass eine starke Verbindung entsteht.

6. Spannen Sie Ihre Rumpfmuskulatur an, um die Stabilität aufrechtzuerhalten und Ihre Wirbelsäule zu strecken, indem Sie Ihre Brust anheben und Ihre Schultern nach hinten und unten rollen.

7. Bringen Sie Ihre Handflächen in einer Gebetsposition vor Ihrem Herzen zusammen oder strecken Sie Ihre Arme über den Kopf, sodass Ihre Handflächen einander zugewandt sind.

8. Suchen Sie einen Brennpunkt (Drishti) auf dem Boden oder der Wand vor Ihnen, um Ihr Gleichgewicht und Ihre Konzentration zu bewahren.

9. Halten Sie Ihren Blick ruhig und sanft und Ihren Atem ruhig und gleichmäßig.

10. Halten Sie die Pose 30 Sekunden bis 1 Minute lang und atmen Sie dabei tief und gleichmäßig.

11. Zum Lösen atmen Sie aus, während Sie Ihren linken Fuß sanft auf die

Matte absenken und in die Berghaltung zurückkehren.

12. Wiederholen Sie den Vorgang auf der anderen Seite, indem Sie Ihr Gewicht auf Ihren linken Fuß verlagern und Ihren rechten Fuß auf der Innenseite des Oberschenkels oder der Wade Ihres linken Beins ruhen lassen.

Tree Pose stärkt die Muskulatur des Standbeins und verbessert gleichzeitig Gleichgewicht, Haltung und Konzentration. Es öffnet die Hüften und streckt die Innenseiten der Oberschenkel und der Leistengegend, wodurch ein Gefühl der Bodenständigkeit und Verbindung zur Erde gefördert wird. Üben Sie diese Pose regelmäßig, um Gleichgewicht und Harmonie in Körper und Geist zu fördern.

Stuhlhaltung (Utkatasana)

Die Stuhlhaltung, oder Utkatasana auf Sanskrit, ist eine kraftvolle Standhaltung, die die Beine, Gesäßmuskeln und die Rumpfmuskulatur stärkt und gleichzeitig Stabilität und Konzentration fördert. So üben Sie es:

1. Beginnen Sie in der Berghaltung (Tadasana) oben auf Ihrer Matte, mit hüftbreit auseinander stehenden Füßen und Armen an den Seiten.
2. Heben Sie beim Einatmen Ihre Arme über den Kopf, die Handflächen zeigen einander oder bringen Sie sie in einer Gebetsposition zusammen.
3. Atmen Sie aus, während Sie Ihre Knie beugen und Ihre Hüften nach hinten und unten senken, als würden Sie sich mit dem Rücken auf einen Stuhl setzen. Halten Sie Ihre Knie auf einer Linie mit Ihren Knöcheln und verlagern Sie Ihr Gewicht auf Ihre Fersen.
4. Spannen Sie Ihre Rumpfmuskulatur an, um Ihren unteren Rücken zu stützen und Ihre Wirbelsäule gerade

zu halten. Strecken Sie sich über Ihr Steißbein und heben Sie Ihre Brust leicht an.

5. Halten Sie Ihre Arme nach oben gerichtet, Ihren Bizeps neben Ihren Ohren und Ihre Schultern entspannt von Ihren Ohren entfernt.

6. Schauen Sie nach vorne oder leicht nach oben und suchen Sie einen Brennpunkt, der Ihnen hilft, das Gleichgewicht und die Konzentration zu bewahren.

7. Drücken Sie fest auf Ihre Füße, insbesondere auf Ihre Fersen, um die Muskeln Ihrer Beine und Gesäßmuskeln zu aktivieren.

8. Halten Sie die Pose 30 Sekunden bis 1 Minute lang und atmen Sie dabei tief und gleichmäßig.

9. Um sich zu entspannen, atmen Sie aus, strecken Sie Ihre Beine und senken Sie Ihre Arme wieder nach unten, um zur Berghaltung zurückzukehren.

Die Stuhlhaltung stärkt den Quadrizeps, die hintere Oberschenkelmuskulatur, die Waden und die Gesäßmuskulatur und verbessert gleichzeitig die Stabilität und Beweglichkeit des Knöchels. Es beansprucht die Rumpfmuskulatur und fördert so eine bessere

Haltung und Ausrichtung der Wirbelsäule. Üben Sie diese Pose regelmäßig, um Kraft, Ausdauer und geistige Belastbarkeit aufzubauen.

Kinderhaltung (Balasana)

Die Kinderhaltung, oder Balasana auf Sanskrit, ist eine sanfte Ruhehaltung, die den Rücken, die Hüften, die Oberschenkel und die Knöchel streckt und gleichzeitig Entspannung und Erdung fördert. So üben Sie es:

1. Beginnen Sie damit, auf der Matte zu knien, die Knie hüftbreit auseinander und die großen Zehen berühren sich hinter Ihnen.
2. Setzen Sie sich auf die Fersen, halten Sie die Wirbelsäule lang und die Schultern entspannt.
3. Senken Sie beim Ausatmen Ihren Oberkörper langsam nach vorne und bringen Sie Ihre Stirn auf die Matte vor Ihren Knien.
4. Strecken Sie Ihre Arme mit den Handflächen nach unten vor sich aus oder führen Sie sie mit den Handflächen nach oben neben Ihren Körper, je nachdem, was bequemer ist.
5. Entspannen Sie Ihren gesamten Körper in der Pose, sodass Ihre

Hüften in Richtung Ihrer Fersen sinken und Ihre Brust auf oder zwischen Ihren Oberschenkeln ruht.

6. Schließen Sie bei Bedarf die Augen und lassen Sie Ihre Stirn auf der Matte ruhen, um Verspannungen in Nacken und Schultern zu lösen.

7. Atmen Sie langsam und tief ein und spüren Sie die sanfte Ausdehnung Ihres Rückens bei jedem Einatmen und das Lösen von Spannungen bei jedem Ausatmen.

8. Bleiben Sie so lange in der Kinderhaltung, wie es Ihnen angenehm ist, 1 bis 5 Minuten oder länger.

9. Führen Sie zum Lösen Ihre Hände sanft zurück zu Ihrem Körper, richten Sie Ihren Oberkörper auf und setzen Sie sich wieder auf die Fersen.

Die Kinderhaltung ist eine beruhigende Haltung, die den Geist beruhigt und Stress und Müdigkeit lindert. Es dehnt sanft die Wirbelsäule, die Hüften, die Oberschenkel und die Knöchel und sorgt so für eine sanfte Lösung der im Laufe des Tages angesammelten Verspannungen. Verwenden Sie diese Pose als Ruheposition während Ihrer Yoga-Praxis oder immer dann, wenn

Sie einen Moment der Entspannung und
Erholung brauchen.

Kobra-Pose (Bhujangasana)

Cobra Pose, oder Bhujangasana auf Sanskrit, ist eine verjüngende Rückbeuge, die die Wirbelsäule stärkt, Brust und Schultern öffnet und die Körperhaltung verbessert. So üben Sie es:

1. Beginnen Sie, indem Sie flach auf dem Bauch liegen, die Beine nach hinten ausgestreckt und die Fußspitzen auf der Matte ruhen.
2. Legen Sie Ihre Handflächen auf die Matte neben Ihrem Brustkorb, die Fingerspitzen auf einer Linie mit Ihrer Brust und die Ellbogen zeigen nach hinten und nah an Ihren Körper.
3. Drücken Sie durch die Oberseite Ihrer Füße und Ihres Schambeins nach unten und spannen Sie so Ihre Beinmuskeln und Ihren Beckenboden an.
4. Drücken Sie beim Einatmen sanft in Ihre Hände und heben Sie Ihre Brust mithilfe der Kraft Ihrer Rückenmuskulatur von der Matte.
5. Halten Sie Ihre Ellbogen gebeugt und nah an Ihren Seiten, während Ihre

Schultern entspannt und von Ihren Ohren entfernt sind.

6. Strecken Sie Ihre Wirbelsäule, strecken Sie Ihr Steißbein in Richtung Fersen und heben Sie Ihr Brustbein zur Decke.

7. Halten Sie Ihren Blick nach vorne oder leicht nach oben gerichtet, ohne Ihren Nacken einzudrücken.

8. Drücken Sie fest in Ihre Hände, um Ihre Brust höher zu heben, und ziehen Sie gleichzeitig Ihre Schulterblätter nach unten und hinten, um Ihre Brust zu öffnen.

9. Halten Sie die Pose 15–30 Sekunden lang und atmen Sie dabei tief und gleichmäßig.

10. Zum Lösen atmen Sie aus, während Sie Ihre Brust langsam wieder auf die Matte senken und Ihre Stirn auf den Boden legen.

Cobra Pose stärkt die Rücken-, Arm- und Rumpfmuskulatur, verbessert gleichzeitig die Flexibilität der Wirbelsäule und löst Verspannungen im unteren Rückenbereich. Es stimuliert die Organe im Bauchraum und kann bei leichten Rückenschmerzen therapeutisch wirken. Üben Sie diese Pose achtsam und konzentrieren Sie sich darauf, die Länge und Integrität der Wirbelsäule aufrechtzuerhalten und gleichzeitig eine übermäßige Kompression im unteren Rückenbereich zu vermeiden.

Katze-Kuh-Dehnung (Marjaryasana-Bitilasana)

Das Cat-Cow Stretch, im Sanskrit auch Marjaryasana-Bitilasana genannt, ist eine sanfte und fließende Bewegung, die die Wirbelsäule dehnt und mobilisiert und gleichzeitig Flexibilität und Koordination fördert. So üben Sie es:

1. Beginnen Sie auf Händen und Knien in einer Tischposition, wobei Ihre Handgelenke direkt unter Ihren Schultern und Ihre Knie direkt unter Ihren Hüften liegen.
2. Halten Sie Ihre Wirbelsäule neutral und Ihren Nacken in einer Linie mit Ihrer Wirbelsäule, wobei Ihr Blick auf die Matte gerichtet ist.
3. Beugen Sie beim Einatmen Ihren Rücken und neigen Sie Ihr Becken nach unten, wobei Sie Brust und Steißbein zur Decke heben. Dies ist die Kuhhaltung (Bitilasana).
4. Heben Sie gleichzeitig Kopf und Brust leicht an, sodass Ihr Bauch zum

Boden sinkt und eine sanfte Rückbeuge entsteht.

5. Halten Sie die Kuhhaltung ein paar Atemzüge lang und spüren Sie dabei eine Dehnung durch die Vorderseite Ihres Oberkörpers und eine Öffnung durch Ihre Brust und Schultern.

6. Runden Sie beim Ausatmen Ihre Wirbelsäule nach oben, ziehen Sie Ihr Kinn in Richtung Brust und ziehen Sie Ihren Bauchnabel in Richtung Wirbelsäule. Dies ist die Katzenhaltung (Marjaryasana).

7. Drücken Sie fest auf Ihre Hände und Knie, während Sie Ihren Rücken runden, um Platz zwischen Ihren Schulterblättern zu schaffen und Ihr Steißbein in Richtung Knie zu ziehen.

8. Halten Sie die Katzenhaltung ein paar Atemzüge lang, spüren Sie dabei eine Dehnung im oberen Rückenbereich und lösen Sie die Verspannungen in der Wirbelsäule.

9. Bewegen Sie sich weiter zwischen Katzen- und Kuhhaltung und bewegen Sie sich dabei mit Ihrem Atem. Atmen Sie ein, um sich in die Kuhhaltung zu begeben, und atmen Sie aus, um sich in die Katzenhaltung zu verwandeln.

10. Wiederholen Sie diese fließende Bewegung 5–10 Runden lang und lassen Sie dabei Ihren Atem den Rhythmus der Bewegung bestimmen.
11. Kehren Sie nach Ihrer letzten Runde zu einer neutralen Tischposition zurück.

Der Cat-Cow Stretch erwärmt sanft die Wirbelsäule, erhöht die Flexibilität und löst Verspannungen im Rücken, Nacken und in den Schultern. Außerdem massiert und stimuliert es die Organe im Bauchraum und fördert so die Verdauung und Entspannung. Üben Sie diese Dehnung regelmäßig, insbesondere zu Beginn Ihrer Yoga-Praxis oder als eigenständige Sequenz, um Steifheit zu lindern und die Beweglichkeit der Wirbelsäule zu verbessern.

Brückenhaltung (Setu Bandhasana)

Bridge Pose, oder Setu Bandhasana auf Sanskrit, ist eine verjüngende Rückbeuge, die den Rücken, die Gesäßmuskulatur und die Beine stärkt und gleichzeitig Brust und Schultern öffnet. So üben Sie es:

1. Beginnen Sie, indem Sie flach auf dem Rücken liegen, die Knie gebeugt und die Füße hüftbreit auseinander auf der Matte. Ihre Arme sollten neben Ihrem Körper ruhen, die Handflächen zeigen nach unten.
2. Drücken Sie Ihre Füße in die Matte und beanspruchen Sie dabei Ihre Gesäßmuskulatur und Oberschenkelmuskulatur.
3. Heben Sie beim Einatmen Ihre Hüften zur Decke, indem Sie sie auf Ihre Füße und Arme drücken.
4. Halten Sie Ihre Knie direkt über Ihren Knöcheln und Ihre Oberschenkel parallel zueinander.
5. Rollen Sie Ihre Schultern nach hinten und unten und drücken Sie Ihre Oberarme in die Matte, um Ihre Brust in Richtung Kinn zu heben.

6. Verschränken Sie Ihre Finger unter Ihrem Rücken und drücken Sie Ihre Arme in die Matte, um Ihre Brust noch höher zu heben.

7. Halten Sie Ihr Kinn leicht angezogen, um Ihren Nacken zu verlängern, und blicken Sie geradeaus oder auf Ihre Knie.

8. Halten Sie die Pose 30 Sekunden bis 1 Minute lang und atmen Sie dabei tief und gleichmäßig.

9. Lösen Sie zum Lösen Ihre Hände und senken Sie Ihre Wirbelsäule langsam, einen Wirbel nach dem anderen, wieder auf die Matte ab.

Bridge Pose stärkt die Rücken-, Gesäß- und Beinmuskulatur und streckt gleichzeitig Brust, Nacken und Wirbelsäule. Es stimuliert die Bauchorgane, verbessert die Verdauung und kann helfen, leichte Rückenschmerzen zu lindern. Üben Sie diese Pose regelmäßig, um Kraft und Flexibilität im Rückenkörper aufzubauen und ein Gefühl von Offenheit und Vitalität zu fördern.

Plankenhaltung (Phalakasana)

Plank Pose, oder Phalakasana auf Sanskrit, ist eine grundlegende Yoga-Pose, die Kraft im Rumpf, in den Armen, Schultern und Handgelenken aufbaut. So üben Sie es:

1. Beginnen Sie auf Händen und Knien in einer Tischposition, wobei Ihre Handgelenke direkt unter Ihren Schultern und Ihre Knie direkt unter Ihren Hüften liegen.
2. Spreizen Sie Ihre Finger weit auseinander und drücken Sie sie mit den Handflächen fest in die Matte, um eine starke Grundlage für die Pose zu schaffen.
3. Treten Sie mit den Füßen einen nach dem anderen zurück, strecken Sie die Beine und richten Sie die Fersen auf die Hüfte aus. Ihr Körper sollte vom Kopf bis zu den Fersen eine gerade Linie bilden.
4. Beanspruchen Sie Ihre Rumpfmuskulatur, um Ihre Wirbelsäule zu stützen und ein Durchhängen Ihres unteren Rückens zu verhindern.

5. Halten Sie Ihre Schultern direkt über Ihren Handgelenken und Ihren Nacken auf einer Linie mit Ihrer Wirbelsäule, wobei Ihr Blick leicht nach vorne gerichtet ist.

6. Drücken Sie mit Ihren Händen fest in die Matte und heben Sie sie durch Ihre Unterarme, sodass Platz zwischen Ihren Schulterblättern entsteht.

7. Strecken Sie sich bis zum Scheitel Ihres Kopfes und greifen Sie durch die Fersen nach hinten, wobei Sie eine starke und stabile Plankenposition beibehalten.

8. Halten Sie die Pose 30 Sekunden bis 1 Minute lang und atmen Sie dabei tief und gleichmäßig.

9. Zum Lösen senken Sie Ihre Knie sanft auf die Matte und ruhen Sie sich in der Kinderhaltung aus oder kehren Sie in eine Tischposition zurück.

Plank Pose stärkt die Rumpfmuskulatur, einschließlich der Bauchmuskeln, der schrägen Bauchmuskeln und des unteren Rückens, und stärkt gleichzeitig die Arme, Schultern und die Brust. Sie verbessert die Körperhaltung, Stabilität und das allgemeine Körperbewusstsein und macht sie zu einer unverzichtbaren Pose in jeder Yoga- oder

Fitnessroutine. Üben Sie regelmäßig Plank, um Kraft und Ausdauer aufzubauen und eine starke und stabile Grundlage für Ihre Yoga-Praxis zu schaffen.

Bootspose (Navasana)

Boat Pose, oder Navasana auf Sanskrit, ist eine herausfordernde Yoga-Pose, die die Rumpfmuskulatur, einschließlich der Bauchmuskeln und Hüftbeuger, stärkt und gleichzeitig das Gleichgewicht und die Konzentration verbessert. So üben Sie es:

1. Setzen Sie sich zunächst mit angewinkelten Knien auf die Matte und stellen Sie Ihre Füße hüftbreit auseinander auf den Boden.
2. Legen Sie Ihre Hände hinter Ihre Oberschenkel, in die Nähe Ihrer Knie, wobei Ihre Finger in Richtung Ihrer Füße zeigen.
3. Lehnen Sie sich leicht zurück und heben Sie Ihre Füße vom Boden ab, sodass Ihre Schienbeine parallel zur Matte verlaufen.
4. Halten Sie Ihre Knie zunächst gebeugt, um Ihr Gleichgewicht zu finden, und strecken Sie sie dann, wenn Sie sich stabil fühlen.
5. Beanspruchen Sie Ihre Rumpfmuskulatur, um Ihre Brust anzuheben und Ihre Wirbelsäule zu verlängern, und vermeiden Sie dabei

eine Rundung im oberen Rückenbereich.

6. Strecken Sie Ihre Arme parallel zum Boden nach vorne, wobei Ihre Handflächen einander zugewandt sind.
7. Halten Sie Ihre Schultern entspannt, weg von Ihren Ohren, und heben Sie Ihre Brust an.
8. Finden Sie einen Brennpunkt (Drishti) vor sich, der Ihnen hilft, Ihr Gleichgewicht und Ihre Konzentration zu bewahren.
9. Halten Sie die Pose 10–30 Sekunden lang und atmen Sie dabei tief und gleichmäßig.
10. Zum Lösen atmen Sie aus, während Sie Ihre Füße sanft wieder auf die Matte absenken und in eine sitzende Position zurückkehren.

Die Bootshaltung stärkt die Muskeln des Bauches, der Hüftbeuger und des unteren Rückens, während sie gleichzeitig die Verdauung verbessert und die Organe im Bauch stimuliert. Es erfordert Konzentration und Achtsamkeit, um das Gleichgewicht zu halten, weshalb es sich hervorragend zur Verbesserung der mentalen Konzentration und Stabilität eignet. Üben Sie regelmäßig die Bootshaltung, um die Rumpfmuskulatur

zu stärken und ein Gefühl von innerer Stärke
und Stabilität zu entwickeln.

Leichenhaltung (Savasana)

Corpse Pose, oder Savasana auf Sanskrit, ist eine zutiefst entspannende und verjüngende Yoga-Pose, die es Körper und Geist ermöglicht, sich vollständig zu entspannen und die Vorteile Ihrer Yoga-Praxis zu nutzen. So üben Sie es:

1. Legen Sie sich mit dem Rücken auf die Matte, die Beine ausgestreckt und die Arme neben Ihrem Körper, die Handflächen zeigen nach oben.
2. Lassen Sie Ihre Füße auf natürliche Weise nach unten fallen, sodass Ihre Zehen nach außen zeigen.
3. Halten Sie Ihre Beine und Arme leicht vom Körper entfernt, um ein Gefühl von Weite und Entspannung zu schaffen.
4. Schließen Sie sanft Ihre Augen, damit sich Ihre Augenlider schwer anfühlen.
5. Atmen Sie ein paar Mal tief durch, atmen Sie tief durch die Nase ein und vollständig durch den Mund aus und lösen Sie mit jedem Ausatmen jegliche Anspannung oder Stress.

6. Entspannen Sie Ihre Gesichtsmuskeln, Ihren Kiefer und Ihre Zunge, damit sie sich lockern und verbleibende Spannungen lösen können.
7. Richten Sie Ihre Aufmerksamkeit auf jeden Teil Ihres Körpers, beginnend bei den Zehen und nach oben in Richtung Kopf.
8. Scannen Sie Ihren Körper nach Bereichen mit Spannung oder Unbehagen und lösen Sie bewusst alle Spannungen, die Sie finden.
9. Erlauben Sie Ihrem Körper, schwer zu werden und in die Matte einzusinken, wobei Sie sich gestützt und geerdet fühlen.
10. Lassen Sie alle Gedanken und Sorgen los und konzentrieren Sie sich einfach auf das Gefühl, wie sich Ihr Atem in Ihren Körper hinein und aus ihm heraus bewegt.
11. Bleiben Sie 5–10 Minuten oder länger in der Leichenhaltung und gönnen Sie sich völlige Entspannung und Stille.
12. Wenn Sie bereit sind, aus der Pose herauszukommen, bewegen Sie sanft Ihre Finger und Zehen und vertiefen Sie langsam Ihren Atem.
13. Rollen Sie sich auf die rechte Seite, nutzen Sie Ihren rechten Arm als

Kissen für Ihren Kopf und nehmen Sie sich einen Moment Zeit, um sich auszuruhen und die Vorteile Ihrer Praxis zu nutzen.

14. Wenn Sie sich bereit fühlen, drücken Sie sich langsam in eine sitzende Position und halten Sie dabei nach Möglichkeit die Augen geschlossen.

Corpse Pose ermöglicht Körper und Geist eine tiefe Ruhe und fördert Entspannung, Stressabbau und ein Gefühl des inneren Friedens. Es ermöglicht auch die Integration der körperlichen, geistigen und emotionalen Vorteile Ihrer Yoga-Praxis und macht es zu einer unverzichtbaren und verjüngenden Pose, mit der Sie Ihre Praxis abschließen können. Üben Sie regelmäßig die Corpse Pose, um ein tieferes Gefühl der Entspannung und des Wohlbefindens in Ihrem Leben zu entwickeln.

Sitzende Vorwärtsbeuge (Paschimottanasana)

Sitzende Vorwärtsbeuge, oder Paschimottanasana auf Sanskrit, ist eine beruhigende Yoga-Pose, die den gesamten Rücken des Körpers, einschließlich der Wirbelsäule, der hinteren Oberschenkelmuskulatur und der Waden, dehnt und gleichzeitig den Geist beruhigt und Stress abbaut. So üben Sie es:

1. Beginnen Sie damit, auf der Matte zu sitzen, die Beine gerade vor sich auszustrecken und die Füße gebeugt zu halten, sodass die Zehen zur Decke zeigen.
2. Sitzen Sie aufrecht mit gestreckter Wirbelsäule und spannen Sie Ihre Rumpfmuskulatur an, um Ihren unteren Rücken zu stützen.
3. Strecken Sie beim Einatmen Ihre Arme nach oben und strecken Sie sie durch Ihre Fingerspitzen zur Decke.
4. Atmen Sie aus, während Sie Ihre Hüften nach vorne beugen, mit der

Brust vorangehen, und strecken Sie Ihre Hände zu Ihren Füßen.

5. Halten Sie Ihre Wirbelsäule beim Vorbeugen lang und vermeiden Sie eine Rundung im Rücken. Stellen Sie sich vor, Sie führen mit Ihrem Herzen und nicht mit Ihrem Kopf.

6. Legen Sie Ihre Hände dorthin, wo sie bequem erreichbar sind – auf Ihre Schienbeine, Knöchel oder Füße – und vermeiden Sie es, zu ziehen oder die Dehnung zu erzwingen.

7. Entspannen Sie Ihren Nacken und Ihre Schultern, damit sie sich entspannen und Verspannungen lösen können.

8. Halten Sie Ihre Füße gebeugt und Ihre Beine angespannt, wobei sich Ihre Kniescheiben zur Decke heben, um Ihre Oberschenkelmuskulatur zu schützen.

9. Wenn Sie in der Lage sind, tiefer in die Dehnung einzudringen, können Sie Ihre Hände weiter an Ihren Beinen entlang führen oder nach den Außenseiten Ihrer Füße greifen.

10. Halten Sie die Pose 30 Sekunden bis 1 Minute lang und atmen Sie dabei tief und gleichmäßig.

11. Zum Lösen atmen Sie ein, während Sie Ihren Oberkörper langsam wieder

in eine sitzende Position heben und sich dabei über Ihre Wirbelsäule strecken.

Die Vorwärtsbeuge im Sitzen sorgt für eine tiefe Dehnung des gesamten Rückens, einschließlich der Wirbelsäule, der hinteren Oberschenkelmuskulatur und der Waden, und beruhigt gleichzeitig das Nervensystem und fördert die Entspannung. Es kann helfen, Verspannungen im Rücken zu lösen und die Körperhaltung, Flexibilität und Verdauung zu verbessern. Üben Sie diese Pose regelmäßig, konzentrieren Sie sich dabei auf tiefes, achtsames Atmen und bewahren Sie ein Gefühl von Leichtigkeit und Entspannung in der Haltung.

Girlandenhaltung (Malasana)

Garland Pose, oder Malasana auf Sanskrit, ist eine erdende Yoga-Pose, die die Knöchel, Hüften, die Leistengegend und den unteren Rücken streckt und gleichzeitig die Beine stärkt und die Brust öffnet. So üben Sie es:

1. Beginnen Sie damit, dass Sie oben auf Ihrer Matte stehen und Ihre Füße etwas weiter als hüftbreit auseinander stehen.
2. Drehen Sie Ihre Zehen leicht nach außen, sodass sie zu den Ecken Ihrer Matte zeigen.
3. Beugen Sie Ihre Knie tief und senken Sie Ihre Hüften in Richtung der Matte, bis Sie in die Hocke gehen.
4. Bringen Sie Ihre Handflächen in einer Gebetsposition an Ihrem Herzzentrum zusammen und drücken Sie Ihre Ellbogen gegen Ihre Knieinnenseiten, um Ihre Hüften sanft zu öffnen.
5. Halten Sie Ihre Wirbelsäule lang und die Brust angehoben, um eine Rundung Ihres Rückens zu vermeiden.

6. Drücken Sie Ihre Hände fest zusammen, spannen Sie dabei Ihre Armmuskeln an und drücken Sie Ihre Knie mit den Ellbogen sanft nach hinten, um Platz in Ihren Hüften zu schaffen.

7. Wenn möglich, bringen Sie Ihre Fersen zur Matte und halten Sie sie auf einer Linie mit Ihren Zehen. Wenn Ihre Fersen die Matte nicht erreichen, können Sie zur Unterstützung eine gefaltete Decke oder einen Yogablock darunter legen.

8. Drücken Sie fest in Ihre Füße und heben Sie sie durch Ihre Brust, bis Sie die Länge Ihrer Wirbelsäule finden.

9. Halten Sie die Pose 30 Sekunden bis 1 Minute lang und atmen Sie dabei tief und gleichmäßig.

10. Zum Lösen atmen Sie aus, während Sie Ihre Hände auf die Matte vor sich legen, strecken Sie Ihre Beine und kommen Sie wieder in eine stehende Position.

Garland Pose streckt die Knöchel, Hüften, Leistengegend und den unteren Rücken, stärkt gleichzeitig die Beine und öffnet die Brust. Es stimuliert die Verdauungsorgane und kann helfen, die Verdauung und Ausscheidung zu verbessern. Üben Sie diese

Pose regelmäßig, um die Flexibilität der Hüften und des unteren Rückens zu erhöhen und ein Gefühl der Erdung und Stabilität in Ihrer Yoga-Praxis zu entwickeln.

Dreieckshaltung (Trikonasana)

Die Dreieckshaltung, oder Trikonasana auf Sanskrit, ist eine klassische Yoga-Stellung, die Beine, Hüften, Wirbelsäule und Schultern dehnt und stärkt und gleichzeitig das Gleichgewicht und die Konzentration verbessert. So üben Sie es:

1. Beginnen Sie damit, dass Sie oben auf Ihrer Matte stehen und Ihre Füße etwa 90 bis 120 cm voneinander entfernt und parallel zueinander stehen.
2. Drehen Sie Ihren rechten Fuß um 90 Grad nach außen, sodass Ihre rechten Zehen zur Oberseite Ihrer Matte zeigen. Halten Sie Ihren linken Fuß leicht nach innen gedreht, etwa 45 Grad.
3. Strecken Sie Ihre Arme auf Schulterhöhe seitlich aus, die Handflächen zeigen nach unten, wobei Ihre Schultern entspannt von Ihren Ohren entfernt sind.
4. Strecken Sie beim Einatmen Ihren rechten Arm nach vorne, während Sie sich an Ihrer rechten Hüfte bewegen, und senken Sie Ihre rechte Hand in

Richtung Ihres rechten Schienbeins, Knöchels oder des Bodens, je nachdem, was für Sie erreichbar ist. Sie können zur Unterstützung auch einen Block an der Außenseite Ihres rechten Fußes platzieren.

5. Halten Sie Ihren linken Arm nach oben zur Decke gerichtet, wobei Brust und Hüfte zur Seite Ihrer Matte hin geöffnet sind.

6. Richten Sie Ihre Schultern so aus, dass sie direkt übereinander liegen, und blicken Sie nach oben zu Ihren linken Fingerspitzen.

7. Halten Sie Ihre Beine angespannt und stark, heben Sie Ihre Oberschenkel nach oben und Ihre Kniescheiben in Richtung Ihrer Hüften.

8. Drücken Sie fest durch die Außenkante Ihres linken Fußes und die Innenkante Ihres rechten Fußes, um die Stabilität aufrechtzuerhalten.

9. Strecken Sie sich durch Ihre Wirbelsäule, bis Ihr Steißbein in Richtung Ihrer linken Ferse und Ihr Scheitel in Richtung der Vorderseite Ihrer Matte reicht.

10. Halten Sie die Pose 30 Sekunden bis 1 Minute lang und atmen Sie dabei tief und gleichmäßig.

11. Zum Lösen atmen Sie ein, während
    Sie sich auf Ihre Füße drücken, und
    strecken Sie Ihren linken Arm nach
    oben, um in eine stehende Position
    zurückzukehren. Dann wiederholen
    Sie den Vorgang auf der anderen
    Seite.

Die Dreieckshaltung dehnt die hintere
Oberschenkelmuskulatur, die Leistengegend,
die Hüften, die Wirbelsäule und die Schultern
und stärkt gleichzeitig die Bein-, Rumpf- und
Rückenmuskulatur. Es stimuliert die
Bauchorgane und kann helfen, die
Verdauung zu verbessern und Stress
abzubauen.

Üben Sie diese Pose regelmäßig, um
Flexibilität, Kraft und Gleichgewicht zu
steigern und gleichzeitig ein Gefühl von
Offenheit und Stabilität in Ihrer Yoga-Praxis
zu   entwickeln.

Erweiterte Seitenwinkelhaltung (Utthita Parsvakonasana)

Die „Extended Side Angle Pose" oder Utthita Parsvakonasana auf Sanskrit ist eine dynamische Yoga-Pose, die Beine, Hüften, Wirbelsäule und Schultern dehnt und stärkt und gleichzeitig das Gleichgewicht und die Konzentration verbessert. So üben Sie es:

1. Beginnen Sie, indem Sie in der Berghaltung (Tadasana) oben auf Ihrer Matte stehen, die Füße zusammen und die Arme an den Seiten.
2. Stellen Sie Ihre Füße weit auseinander, etwa 90 bis 120 cm, und drehen Sie Ihren rechten Fuß um 90 Grad nach außen und Ihren linken Fuß leicht nach innen, etwa um 45 Grad.
3. Strecken Sie beim Einatmen Ihre Arme seitlich auf Schulterhöhe aus, die Handflächen zeigen nach unten,

und blicken Sie über Ihre rechten Fingerspitzen.

4. Beugen Sie beim Ausatmen Ihr rechtes Knie und stapeln Sie es direkt über Ihrem rechten Knöchel, sodass Ihr Oberschenkel parallel zum Boden ist. Halten Sie Ihr linkes Bein gerade und stark.

5. Bringen Sie Ihre rechte Hand an die Innenseite Ihres rechten Fußes und legen Sie sie je nach Flexibilität entweder auf den Boden, einen Block oder Ihr Schienbein. Ihr rechter Unterarm kann zur Unterstützung auch auf Ihrem Oberschenkel ruhen.

6. Strecken Sie Ihren linken Arm nach oben zur Decke, wobei Ihr Bizeps neben Ihrem linken Ohr liegt und Ihre Handfläche nach unten zeigt. Ihre linke Schulter sollte direkt über Ihrer rechten Schulter liegen.

7. Halten Sie Ihre Brust und Hüften zur Seite Ihrer Matte hin geöffnet, wobei Ihre Wirbelsäule gestreckt ist und Ihr Steißbein in Richtung Ihrer linken Ferse reicht.

8. Spannen Sie Ihre Rumpfmuskulatur an, um Ihre Wirbelsäule zu stützen, und halten Sie Ihre Beine stark und beansprucht.

9. Drücken Sie fest durch die Außenkante Ihres linken Fußes und die Innenkante Ihres rechten Fußes, um die Stabilität aufrechtzuerhalten.

10. Halten Sie die Pose 30 Sekunden bis 1 Minute lang und atmen Sie dabei tief und gleichmäßig.

11. Zum Lösen atmen Sie ein, während Sie sich auf Ihre Füße drücken, und strecken Sie Ihren linken Arm nach oben, um in eine stehende Position zurückzukehren. Dann wiederholen Sie den Vorgang auf der anderen Seite.

Die erweiterte Seitenwinkelhaltung streckt die Leistengegend, die hintere Oberschenkelmuskulatur, die Hüften, die Wirbelsäule und die Schultern und stärkt gleichzeitig die Bein-, Rumpf- und Rückenmuskulatur. Es stimuliert die Bauchorgane und kann helfen, die Verdauung zu verbessern und Stress abzubauen. Üben Sie diese Pose regelmäßig, um Flexibilität, Kraft und Gleichgewicht zu steigern und gleichzeitig ein Gefühl von Offenheit und Stabilität in Ihrer Yoga-Praxis zu entwickeln.

Erweiterte Welpenhaltung (Uttana Shishosana)

Die erweiterte Welpenpose, oder Uttana Shishosana auf Sanskrit, ist eine sanfte und beruhigende Yoga-Pose, die die Wirbelsäule, die Schultern und die Arme streckt und gleichzeitig Verspannungen im Nacken und oberen Rücken löst. So üben Sie es:

1. Beginnen Sie auf Händen und Knien in einer Tischposition, wobei Ihre Handgelenke direkt unter Ihren Schultern und Ihre Knie direkt unter Ihren Hüften liegen.
2. Bewegen Sie Ihre Hände nach vorne, halten Sie Ihre Arme schulterbreit auseinander und senken Sie Brust und Stirn in Richtung der Matte.
3. Halten Sie Ihre Hüften über Ihren Knien und Ihre Arme ausgestreckt, während Ihre Handflächen fest in die Matte drücken.
4. Entspannen Sie Ihre Stirn auf der Matte, sodass sich Ihr Nacken streckt und Ihre Schultern weicher werden.

5. Halten Sie Ihre Hüften leicht angehoben, um eine sanfte Dehnung der Wirbelsäule aufrechtzuerhalten.
6. Wenn Ihre Stirn die Matte nicht erreicht, können Sie zur Unterstützung eine gefaltete Decke oder einen Yogablock darunter legen.
7. Drücken Sie mit den Handflächen und Fingerspitzen nach unten, um Ihre Arme zu verlängern und Platz in Ihren Schultern zu schaffen.
8. Bleiben Sie 1-3 Minuten in der Pose und atmen Sie tief und gleichmäßig.
9. Zum Loslassen bewegen Sie Ihre Hände zurück zu Ihrem Körper und kehren in die Tischposition zurück.

Die erweiterte Welpenhaltung streckt die Wirbelsäule, die Schultern und die Arme und öffnet gleichzeitig die Brust und das Herzzentrum. Es kann helfen, Verspannungen und Verspannungen im oberen Rücken- und Nackenbereich zu lösen, was es besonders für diejenigen von Vorteil macht, die lange Stunden am Schreibtisch sitzen oder arbeiten. Üben Sie diese Pose regelmäßig, um die Entspannung zu fördern und Stress in Körper und Geist abzubauen.

Liegende gebundene Winkelhaltung (Supta Baddha Konasana)

Die Pose „Liegender gebundener Winkel" oder „Supta Baddha Konasana" auf Sanskrit ist eine erholsame Yoga-Pose, die die Hüften, die Leistengegend und die Brust öffnet und gleichzeitig Entspannung und Stressabbau fördert. So üben Sie es:

1. Setzen Sie sich zunächst mit angewinkelten Knien auf die Matte und stellen Sie Ihre Füße hüftbreit auseinander auf den Boden.
2. Bringen Sie die Fußsohlen zusammen und lassen Sie die Knie seitlich auseinanderfallen, so dass mit Ihren Beinen eine Rautenform entsteht.
3. Schieben Sie Ihre Füße vom Körper weg, bis Sie eine sanfte Dehnung an den Innenseiten der Oberschenkel und in der Leistengegend spüren. Sie können den Abstand zwischen Ihren Füßen anpassen, um eine bequeme Position zu finden.

4. Senken Sie Ihren Oberkörper wieder auf die Matte und stützen Sie sich beim Zurücklehnen mit den Händen ab.

5. Lassen Sie Ihre Arme neben Ihrem Körper ruhen, die Handflächen zeigen nach oben, die Schultern sind entspannt und die Brust ist geöffnet.

6. Schließen Sie die Augen und atmen Sie langsam und tief ein, damit sich Ihr Körper bei jedem Ausatmen entspannt und weicher wird.

7. Wenn Sie Hilfsmittel zur Verfügung haben, können Sie zur Unterstützung eine gefaltete Decke oder ein Kissen unter Ihre Knie legen oder für zusätzlichen Komfort ein Kissen oder eine zusammengerollte Decke hinter Ihren Rücken legen.

8. Bleiben Sie 1-5 Minuten lang in der Pose, bei Bedarf auch länger, atmen Sie tief durch und geben Sie sich ganz der Entspannung hin.

9. Drücken Sie zum Lösen Ihre Handflächen sanft in die Matte und bringen Sie Ihre Knie mit den Händen zusammen.

10. Ziehen Sie Ihre Knie an Ihre Brust und bewegen Sie sie sanft von einer Seite zur anderen, um eventuelle

Spannungen im unteren Rückenbereich zu lösen.

11. Rollen Sie sich auf die rechte Seite und ruhen Sie dort ein paar Atemzüge, bevor Sie langsam wieder in eine sitzende Position zurückkehren.

Die zurückgelehnte gebundene Winkelhaltung öffnet sanft die Hüften und die Leistengegend, streckt die Innenseiten der Oberschenkel und löst Verspannungen im unteren Rücken und Becken. Es kann auch dazu beitragen, Menstruationsbeschwerden zu lindern und die Durchblutung im Beckenbereich zu verbessern. Üben Sie diese Pose regelmäßig, insbesondere am Ende Ihrer Yoga-Praxis oder vor dem Schlafengehen, um eine tiefe Entspannung zu fördern und das Gleichgewicht von Körper und Geist wiederherzustellen.

Taubenhaltung (Eka Pada Rajakapotasana)

Die Taubenpose, oder Eka Pada Rajakapotasana auf Sanskrit, ist eine Yoga-Pose mit tiefer Hüftöffnung, die die Hüften, Oberschenkel und die Leistengegend streckt und gleichzeitig Verspannungen im unteren Rücken und Becken löst. So üben Sie es:

1. Beginnen Sie in einer Tischposition auf der Matte, wobei Ihre Handgelenke direkt unter Ihren Schultern und Ihre Knie direkt unter Ihren Hüften liegen.
2. Schieben Sie beim Ausatmen Ihr rechtes Knie nach vorne in Richtung Ihres rechten Handgelenks und bringen Sie es an die Außenkante Ihrer Matte. Ihr rechtes Schienbein sollte diagonal über Ihre Matte geneigt sein, Ihr rechter Fuß sollte gebeugt sein.
3. Schieben Sie Ihr linkes Bein nach hinten, strecken Sie es so weit wie möglich und senken Sie Ihre Hüfte in Richtung Matte. Halten Sie Ihre linke

Hüfte gerade zur Vorderseite Ihrer Matte.

4. Stellen Sie sicher, dass Ihr rechtes Knie mit Ihrem rechten Handgelenk ausgerichtet ist und Ihr rechter Fuß gebeugt ist, um Ihr Knie zu schützen.

5. Wenn Sie sich wohl fühlen und die Dehnung vertiefen möchten, können Sie Ihre Hände nach vorne bewegen und Ihren Oberkörper in Richtung der Matte senken, sodass er auf Ihren Unterarmen oder Ihrer Stirn ruht.

6. Halten Sie Ihre Wirbelsäule lang und die Brust angehoben, um eine Rundung Ihres Rückens zu vermeiden.

7. Halten Sie die Pose 1–3 Minuten lang und atmen Sie dabei tief und gleichmäßig.

8. Drücken Sie zum Lösen in Ihre Handflächen und führen Sie Ihre Hände langsam zurück zu Ihrem Körper, heben Sie dabei Ihre Brust an und kommen Sie zurück in die Tischposition.

9. Wiederholen Sie die Pose auf der anderen Seite und bringen Sie dabei Ihr linkes Knie nach vorne und Ihr rechtes Bein nach hinten.

Pigeon Pose dehnt die Hüften, Oberschenkel und Leistengegend und löst gleichzeitig Verspannungen im unteren Rücken und Becken. Es kann dazu beitragen, die Hüftflexibilität zu verbessern und Beschwerden durch längeres Sitzen oder angespannte Hüften zu lindern. Üben Sie diese Pose regelmäßig, achten Sie dabei auf etwaige Beschwerden oder das Gefühl eines Zwickens im Knie und verwenden Sie bei Bedarf Hilfsmittel wie eine Decke oder einen Block zur Unterstützung.

Kamelhaltung (Ustrasana)

Die Kamelhaltung, oder Ustrasana auf Sanskrit, ist eine energetisierende Rückbeuge, die die Vorderseite des Körpers, einschließlich der Brust-, Bauch- und Hüftbeuger, streckt und gleichzeitig die Rückenmuskulatur stärkt und die Flexibilität der Wirbelsäule verbessert. So üben Sie es:

1. Beginnen Sie damit, auf der Matte zu knien, die Knie hüftbreit auseinander und die Oberschenkel senkrecht zum Boden. Halten Sie Ihre Schienbeine und Füße entspannt auf der Matte und drücken Sie die Fußspitzen in den Boden.

2. Legen Sie Ihre Hände auf Ihren unteren Rücken, wobei Ihre Finger nach unten zeigen und Ihre Handflächen auf Ihrem Kreuzbein ruhen. Ihre Fingerspitzen sollten in Richtung Ihres Steißbeins zeigen.

3. Strecken Sie beim Einatmen Ihre Wirbelsäule und heben Sie Ihre Brust zur Decke, wobei Sie Ihren Rücken sanft krümmen.

4. Drücken Sie Ihre Hüften leicht nach vorne und spannen Sie dabei Ihre Gesäßmuskeln und Oberschenkel an, um Ihren unteren Rücken zu stützen.

5. Halten Sie Ihre Schultern entspannt von Ihren Ohren entfernt und Ihr Kinn parallel zum Boden.

6. Wenn Sie sich wohl fühlen, können Sie beginnen, Ihre Hände nacheinander in Richtung Ihrer Fersen zu strecken und Ihre Handflächen auf Ihren Fersen oder Fußsohlen ruhen zu lassen.

7. Drücken Sie Ihre Oberschenkel und Hüften weiter nach vorne, während Sie Ihre Brust weiter zur Decke heben und sie durch die Vorderseite Ihres Körpers öffnen.

8. Halten Sie die Pose 15–30 Sekunden lang und atmen Sie dabei tief und gleichmäßig.

9. Zum Lösen bringen Sie Ihre Hände zurück zu Ihrem unteren Rücken, ziehen Ihr Kinn langsam in Richtung Brust und senken Ihren Oberkörper wieder in eine kniende Position.

Die Kamelhaltung streckt die Vorderseite des Körpers, einschließlich der Brust-, Bauch- und Hüftbeuger, stärkt gleichzeitig die Rückenmuskulatur und verbessert die

Flexibilität der Wirbelsäule. Es kann helfen, die Körperhaltung zu verbessern, Verspannungen im Nacken und in den Schultern zu lösen und die Organe im Bauchraum zu stimulieren. Üben Sie diese Pose achtsam, hören Sie auf Ihren Körper und gehen Sie nur so tief in die Pose hinein, wie es für Sie angenehm ist.

Sphinx-Pose (Salamba Bhujangasana)

Die Sphinx-Pose, oder Salamba Bhujangasana auf Sanskrit, ist eine sanfte Rückbeuge, die die Wirbelsäule, die Brust und die Schultern streckt und gleichzeitig die Rückenmuskulatur stärkt. So üben Sie es:

1. Beginnen Sie, indem Sie flach auf dem Bauch auf der Matte liegen, die Beine nach hinten ausgestreckt und die Fußspitzen auf dem Boden ruhen.
2. Legen Sie Ihre Unterarme parallel zueinander auf die Matte, wobei Ihre Ellbogen direkt unter Ihren Schultern liegen und Ihre Handflächen in die Matte drücken.
3. Halten Sie Ihre Ellbogen eng am Körper und Ihre Unterarme parallel zueinander, wobei Ihre Fingerspitzen nach vorne zeigen.
4. Drücken Sie beim Einatmen auf Ihre Unterarme, heben Sie Brust und Kopf von der Matte und ziehen Sie Ihre Schultern nach hinten und unten.

5. Halten Sie Ihren Blick nach vorne und leicht nach oben gerichtet, sodass Ihr Nacken auf einer Linie mit Ihrer Wirbelsäule liegt.

6. Spannen Sie Ihre Rumpfmuskulatur an, um Ihren unteren Rücken zu stützen, und drücken Sie durch die Fußrücken nach unten, um Ihre Beine leicht von der Matte zu heben.

7. Halten Sie Ihre Hüften geerdet und Ihr Gesäß entspannt, während Sie sich weiter durch die Brust heben.

8. Halten Sie die Pose 15–30 Sekunden lang und atmen Sie dabei tief und gleichmäßig.

9. Zum Lösen atmen Sie aus, während Sie Ihre Brust sanft senken und zurück zur Matte gehen, wobei Sie Ihre Stirn auf dem Boden abstützen.

Die Sphinx-Pose dehnt die Wirbelsäule, die Brust und die Schultern, stärkt gleichzeitig die Rückenmuskulatur und verbessert die Körperhaltung. Es kann helfen, Verspannungen im unteren Rücken zu lösen und die Flexibilität und Beweglichkeit der Wirbelsäule zu fördern. Üben Sie diese Pose regelmäßig und konzentrieren Sie sich dabei auf die Verlängerung der Wirbelsäule und die Öffnung der Brust, um ein Gefühl von

Leichtigkeit und Weite in Körper und Geist
zu entwickeln.

Nach oben gerichteter Hund (Urdhva Mukha Svanasana)

Der nach oben gerichtete Hund, oder Urdhva Mukha Svanasana auf Sanskrit, ist eine belebende Rückbeuge, die Arme, Schultern und Rücken stärkt und gleichzeitig Brust und Bauch streckt. So üben Sie es:

1. Beginnen Sie, indem Sie flach auf dem Bauch auf der Matte liegen, die Beine nach hinten ausgestreckt und die Fußspitzen in den Boden gedrückt.
2. Legen Sie Ihre Handflächen auf die Matte neben Ihrem Brustkorb, wobei Ihre Fingerspitzen auf einer Linie mit Ihrer Brust liegen und Ihre Ellbogen nach oben und nah an Ihrem Körper zeigen.
3. Drücken Sie beim Einatmen in Ihre Handflächen und heben Sie Brust und Kopf von der Matte, strecken Sie Ihre Arme und heben Sie Ihren Oberkörper nach oben.

4. Halten Sie Ihre Schultern direkt über Ihren Handgelenken und Ihre Arme gerade und stark.

5. Drücken Sie durch die Oberseite Ihrer Füße nach unten und heben Sie Ihre Oberschenkel und Knie von der Matte, um Ihre Beinmuskeln anzuspannen.

6. Halten Sie Ihre Ellbogen leicht gebeugt und ziehen Sie Ihre Schulterblätter nach unten und hinten, um Ihre Brust zu öffnen.

7. Heben Sie sich durch Ihr Brustbein und blicken Sie nach vorne, ohne den Nacken einzudrücken.

8. Halten Sie Ihr Gesäß fest, aber nicht angespannt, und lassen Sie Ihr Steißbein zu den Fersen hin länger werden.

9. Halten Sie die Pose 15–30 Sekunden lang und atmen Sie dabei tief und gleichmäßig.

10. Zum Lösen atmen Sie aus, während Sie langsam Ihre Brust senken und zurück zur Matte gehen, wobei Sie Ihre Stirn auf dem Boden abstützen.

Der nach oben gerichtete Hund stärkt die Arme, Schultern und Rückenmuskulatur und dehnt gleichzeitig Brust und Bauch. Es verbessert die Körperhaltung, öffnet das

Herzzentrum und stimuliert die Organe im Bauchraum. Üben Sie diese Pose achtsam und konzentrieren Sie sich dabei auf die Verlängerung der Wirbelsäule und die Öffnung der Brust, um Kraft, Flexibilität und Vitalität in Körper und Geist zu fördern.

Fischhaltung (Matsyasana)

Die Fischpose, oder Matsyasana auf Sanskrit, ist eine sanfte Rückbeuge, die Brust, Hals und Bauch streckt und gleichzeitig die Schilddrüse stimuliert und das Herzzentrum öffnet. So üben Sie es:

1. Beginnen Sie damit, dass Sie flach auf dem Rücken auf der Matte liegen, die Beine ausgestreckt und die Arme neben Ihrem Körper ruhen, die Handflächen zeigen nach unten.
2. Schieben Sie Ihre Hände unter Ihre Hüften, die Handflächen zeigen nach unten, wobei die Ellbogen eng am Körper anliegen.
3. Drücken Sie beim Einatmen auf Ihre Unterarme und heben Sie Ihre Brust nach oben, beugen Sie Ihren Rücken und bringen Sie den Scheitel Ihres Kopfes zur Matte.
4. Halten Sie Ihre Beine aktiv und angespannt, drücken Sie durch die Fersen und richten Sie Ihre Zehen zur Decke.
5. Entspannen Sie Ihr Gesäß und lassen Sie Ihr Gewicht auf Ihren Unterarmen

und Ellbogen ruhen, anstatt auf Ihrem Scheitel.

6. Neigen Sie Ihren Kopf leicht nach hinten, öffnen Sie Ihren Hals und atmen Sie tief und gleichmäßig.

7. Wenn Sie sich wohl fühlen, können Sie Ihre Brust noch höher heben, bis Sie auf den Scheitel Ihres Kopfes kommen und Ihren Hinterkopf auf der Matte ablegen.

8. Halten Sie Ihre Schultern entspannt, weg von Ihren Ohren und Ihre Brust offen.

9. Halten Sie die Pose 15–30 Sekunden lang und atmen Sie dabei tief und gleichmäßig.

10. Um loszulassen, atmen Sie aus, während Sie langsam Ihre Brust senken und zurück zur Matte gehen, Ihre Arme unter Ihnen loslassen und ein paar Atemzüge in der Leichenhaltung (Savasana) verharren.

Die Fischhaltung dehnt Brust, Hals und Bauch, stimuliert gleichzeitig die Schilddrüse und öffnet das Herzzentrum. Es kann helfen, die Körperhaltung zu verbessern, Verspannungen im Nacken und in den Schultern zu lösen und Müdigkeit zu lindern. Üben Sie diese Pose regelmäßig und konzentrieren Sie sich dabei auf tiefes, achtsames Atmen und Öffnen der Brust, um ein Gefühl von Offenheit und Vitalität in Körper und Geist zu fördern.

Halbmondhaltung (Ardha Chandrasana)

Die Halbmondhaltung, oder Ardha Chandrasana auf Sanskrit, ist eine dynamische Ausgleichshaltung, die die Beine, den Rumpf und die Knöchel stärkt und gleichzeitig die Koordination und Konzentration verbessert. So üben Sie es:

1. Beginnen Sie im Stehen oben auf Ihrer Matte, mit den Füßen zusammen und den Armen an den Seiten, in der Berghaltung (Tadasana).
2. Verlagern Sie Ihr Gewicht auf Ihren linken Fuß und heben Sie Ihren rechten Fuß von der Matte, sodass Sie auf Ihrem linken Fuß in eine stehende Balance kommen.
3. Beugen Sie Ihr linkes Knie leicht und beugen Sie Ihre Hüften nach vorne, sodass Ihr Oberkörper parallel zum Boden ist.
4. Legen Sie Ihre linke Hand auf die Matte oder auf einen Block direkt

unter Ihrer linken Schulter, etwa einen Fuß vor Ihrem linken Fuß.

5. Halten Sie Ihre linken Fingerspitzen auf einer Linie mit Ihren linken Zehen und Ihr linkes Handgelenk direkt unter Ihrer linken Schulter.

6. Strecken Sie Ihr rechtes Bein parallel zum Boden gerade nach hinten aus, wobei Ihr rechter Fuß gebeugt ist und Ihre Zehen zum Boden zeigen.

7. Stapeln Sie Ihre rechte Hüfte über Ihrer linken Hüfte und lassen Sie Ihre rechte Schulter über Ihrer linken Schulter liegen, sodass eine gerade Linie von Ihren Fingerspitzen bis zu Ihrer rechten Ferse entsteht.

8. Spannen Sie Ihre Rumpfmuskulatur an, um Ihre Wirbelsäule und Ihr Becken zu stützen, und richten Sie Ihren Blick auf den Boden oder leicht nach vorne.

9. Wenn Sie sich stabil fühlen, können Sie Ihren rechten Arm zur Decke heben und ihn neben Ihr Ohr strecken, wobei Ihre Handfläche nach vorne zeigt.

10. Halten Sie die Pose 15–30 Sekunden lang und atmen Sie dabei tief und gleichmäßig.

11. Zum Lösen atmen Sie aus, während Sie Ihre rechte Hand und Ihren

rechten Fuß langsam zurück auf die Matte senken und wieder in eine stehende Position oben auf Ihrer Matte gelangen.

12. Wiederholen Sie die Pose auf der anderen Seite, balancieren Sie dabei auf Ihrem rechten Fuß und strecken Sie Ihr linkes Bein nach hinten aus.

Die Half Moon Pose stärkt die Beine, den Rumpf und die Knöchel und verbessert gleichzeitig das Gleichgewicht, die Koordination und die Konzentration. Es dehnt die Leistengegend, die hintere Oberschenkelmuskulatur und die Wirbelsäule und kann dabei helfen, die Verdauung zu verbessern und Stress abzubauen. Üben Sie diese Pose regelmäßig und konzentrieren Sie sich dabei auf Stabilität und Ausrichtung, um Kraft, Gleichgewicht und Anmut in Ihrer Yoga-Praxis zu fördern.

Adlerhaltung (Garudasana)

Eagle Pose, oder Garudasana auf Sanskrit, ist eine ausgleichende Pose, die die Schultern, den oberen Rücken, die Oberschenkel und die Waden streckt und gleichzeitig die Konzentration und den Fokus verbessert. So üben Sie es:

1. Beginnen Sie, in der Berghaltung (Tadasana) hoch oben auf Ihrer Matte zu stehen, die Arme an den Seiten und die Füße hüftbreit auseinander.
2. Verlagern Sie Ihr Gewicht auf den linken Fuß und beugen Sie die Knie leicht.
3. Heben Sie Ihr rechtes Bein an und kreuzen Sie es über Ihren linken Oberschenkel. Wickeln Sie dabei Ihren rechten Fuß nach Möglichkeit um Ihre linke Wade. Bei Bedarf können Sie zur Unterstützung auch Ihre rechten Zehen hinter Ihrem linken Knöchel einhaken.
4. Balancieren Sie auf Ihrem linken Fuß und sinken Sie leicht in die halbe Hocke.

5. Strecken Sie Ihre Arme auf Schulterhöhe parallel zum Boden gerade nach vorne aus.

6. Kreuzen Sie Ihren rechten Arm unter Ihrem linken Arm, beugen Sie beide Ellbogen und führen Sie Ihre Handflächen vor Ihrem Gesicht zusammen. Ihre Ellbogen sollten übereinander gestapelt sein.

7. Halten Sie Ihre Schultern entspannt und von Ihren Ohren fern und konzentrieren Sie Ihren Blick auf einen Punkt vor Ihnen, um das Gleichgewicht zu halten.

8. Spannen Sie Ihre Rumpfmuskulatur an, um Ihre Wirbelsäule und Ihr Becken zu stützen, und halten Sie Ihre Brust hoch.

9. Wenn Sie sich wohl fühlen, können Sie tiefer in die Hocke sinken und Ihre Hüften zum Boden senken.

10. Halten Sie die Pose 15–30 Sekunden lang und atmen Sie dabei tief und gleichmäßig.

11. Entspannen Sie zum Lösen vorsichtig Ihre Arme und Beine und kommen Sie wieder in eine stehende Position.

12. Wiederholen Sie die Pose auf der anderen Seite, balancieren Sie dabei auf Ihrem rechten Fuß und kreuzen

Sie Ihr linkes Bein über Ihrem rechten Oberschenkel.

Eagle Pose dehnt die Schultern, den oberen Rücken, die Oberschenkel und die Waden und verbessert gleichzeitig das Gleichgewicht, die Konzentration und den Fokus. Es kann helfen, Verspannungen in den Schultern und im oberen Rücken zu lösen und die Beweglichkeit der Hüften und Knöchel zu verbessern. Üben Sie diese Pose regelmäßig und konzentrieren Sie sich dabei auf Stabilität und Ausrichtung, um Kraft, Gleichgewicht und Anmut in Ihrer Yoga-Praxis zu fördern.

Delfinhaltung (Ardha Pincha Mayurasana)

Die Delfinhaltung, oder Ardha Pincha Mayurasana auf Sanskrit, ist eine Variation des herabschauenden Hundes, die die Arme, Schultern und den Rumpf stärkt und gleichzeitig die hintere Oberschenkelmuskulatur und die Waden dehnt. So üben Sie es:

1. Beginnen Sie auf Händen und Knien in einer Tischposition auf der Matte, mit Ihren Handgelenken direkt unter Ihren Schultern und Ihren Knien direkt unter Ihren Hüften.
2. Senken Sie sich auf Ihre Unterarme und bringen Sie Ihre Ellbogen direkt unter Ihre Schultern, wobei Ihre Unterarme parallel zueinander sind und Ihre Handflächen fest in die Matte drücken.
3. Ziehen Sie Ihre Zehen nach unten und heben Sie Ihre Hüften zur Decke, sodass Sie auf Ihren Unterarmen eine nach unten gerichtete Hundeposition einnehmen.
4. Halten Sie Ihre Knie leicht gebeugt und heben Sie Ihre Fersen von der

Matte ab, damit sich Ihre Hüften nach oben heben können.

5. Drücken Sie die Unterarme fest nach unten und heben Sie sie durch die Schultern, um Platz zwischen Ihren Schulterblättern zu schaffen.

6. Spannen Sie Ihre Rumpfmuskulatur an, um Ihre Wirbelsäule zu stützen, und strecken Sie sich durch Ihr Steißbein bis zur Decke.

7. Halten Sie Ihren Nacken entspannt und richten Sie Ihren Blick auf Ihre Füße oder zwischen Ihre Unterarme.

8. Drücken Sie fest auf Ihre Handflächen und Unterarme, um Ihre Hüften höher zu heben und Ihre Kniesehnen und Waden zu dehnen.

9. Halten Sie die Pose 15–30 Sekunden lang und atmen Sie dabei tief und gleichmäßig.

10. Zum Lösen atmen Sie aus, während Sie Ihre Knie sanft wieder auf die Matte senken und in die Tischposition zurückkehren.

Dolphin Pose stärkt die Arme, Schultern und Rumpfmuskulatur und dehnt gleichzeitig die hintere Oberschenkelmuskulatur und die Waden. Es kann dazu beitragen, die Kraft des Oberkörpers, die Schulterstabilität und die Flexibilität der Wirbelsäule und des

Unterkörpers zu verbessern. Üben Sie diese Pose regelmäßig und konzentrieren Sie sich dabei auf die Ausrichtung und den Einsatz der Rumpf- und Schultermuskulatur, um Kraft, Stabilität und Gleichgewicht in Ihrer Yoga-Praxis zu fördern.

Gedrehte Dreieckshaltung (Parivrtta Trikonasana)

Die gedrehte Dreieckshaltung, oder Parivrtta Trikonasana auf Sanskrit, ist eine kraftvolle Standdrehung, die die Beine stärkt, die Kniesehnen und Hüften streckt und die Beweglichkeit und das Gleichgewicht der Wirbelsäule verbessert. So üben Sie es:

1. Beginnen Sie, in der Berghaltung (Tadasana) oben auf Ihrer Matte zu stehen, die Füße hüftbreit auseinander und die Arme an den Seiten.
2. Treten Sie mit Ihrem linken Fuß etwa 90 bis 120 cm nach hinten und drehen Sie ihn leicht nach außen, sodass Ihre linken Zehen in einem Winkel von etwa 45 Grad zur linken Seite Ihrer Matte zeigen.
3. Richten Sie Ihre Hüften zur Vorderseite Ihrer Matte aus und halten Sie Ihre linke Hüfte auf einer Linie mit Ihrer rechten Hüfte.

4. Strecken Sie beim Einatmen Ihre Arme seitlich auf Schulterhöhe aus, die Handflächen zeigen nach unten, und blicken Sie über Ihre rechten Fingerspitzen.
5. Beugen Sie beim Ausatmen Ihre Hüften nach vorne und beginnen Sie, Ihren Oberkörper in Richtung Ihres rechten Beins zu senken. Halten Sie dabei Ihre Wirbelsäule lang und Ihre Brust angehoben.
6. Bringen Sie Ihre rechte Hand an die Außenseite Ihres rechten Schienbeins, Knöchels oder den Boden, je nachdem, was für Sie erreichbar ist. Sie können zur Unterstützung auch einen Block an der Außenseite Ihres rechten Fußes platzieren.
7. Strecken Sie Ihren linken Arm nach oben zur Decke, wobei Ihr Bizeps neben Ihrem linken Ohr liegt und Ihre Handfläche nach unten zeigt. Ihre linke Schulter sollte direkt über Ihrer rechten Schulter liegen.
8. Halten Sie Ihre Brust und Hüften zur Seite Ihrer Matte hin offen und Ihre Wirbelsäule vom Steißbein bis zum Scheitel Ihres Kopfes verlängert.

9. Schauen Sie nach oben zu Ihrer linken Hand, wenn dies für Ihren Nacken angenehm ist.

10. Spannen Sie Ihre Rumpfmuskulatur an, um Ihre Wirbelsäule zu stützen, und drücken Sie fest durch die Außenkante Ihres linken Fußes und die Innenkante Ihres rechten Fußes nach unten, um die Stabilität aufrechtzuerhalten.

11. Halten Sie die Pose 15–30 Sekunden lang und atmen Sie dabei tief und gleichmäßig.

12. Zum Lösen atmen Sie aus, während Sie Ihre linke Hand wieder auf die Matte legen und Ihren Oberkörper wieder in eine stehende Position heben.

13. Wiederholen Sie die Pose auf der anderen Seite, indem Sie Ihren rechten Fuß nach hinten stellen und zur linken Seite Ihrer Matte drehen.

Die gedrehte Dreieckshaltung stärkt die Beine, streckt die Kniesehnen und Hüften und verbessert die Beweglichkeit und das Gleichgewicht der Wirbelsäule. Es stimuliert auch die Bauchorgane und kann helfen, die Verdauung und Ausscheidung zu verbessern. Üben Sie diese Pose regelmäßig und konzentrieren Sie sich dabei auf die

Verlängerung der Wirbelsäule und die Öffnung der Brust, um Kraft, Flexibilität und Gleichgewicht in Ihrer Yoga-Praxis zu fördern.

Drehstuhlhaltung (Parivrtta Utkatasana)

Die gedrehte Stuhlhaltung, oder Parivrtta Utkatasana auf Sanskrit, ist eine herausfordernde Standdrehung, die die Beine, die Rumpf- und Rückenmuskulatur stärkt und gleichzeitig das Gleichgewicht und die Flexibilität verbessert. So üben Sie es:

1. Beginnen Sie, in der Berghaltung (Tadasana) oben auf Ihrer Matte zu stehen, die Füße hüftbreit auseinander und die Arme an den Seiten.
2. Beugen Sie Ihre Knie und senken Sie Ihre Hüften in die Stuhlhaltung (Utkatasana), als würden Sie sich auf einen imaginären Stuhl zurücklehnen. Halten Sie Ihre Knie zusammen und verlagern Sie Ihr Gewicht auf die Fersen.
3. Strecken Sie beim Einatmen Ihre Arme neben Ihren Ohren aus, wobei Ihre Handflächen einander zugewandt sind, und spannen Sie Ihre Rumpfmuskulatur an, um Ihre Wirbelsäule zu strecken.

4. Drehen Sie beim Ausatmen Ihren Oberkörper nach rechts und bringen Sie Ihren linken Ellbogen an die Außenseite Ihres rechten Oberschenkels. Ihre Hände sollten sich in Gebetshaltung befinden und Ihre Handflächen fest aneinander drücken.

5. Drücken Sie Ihre Knie und Oberschenkel zusammen und strecken Sie Ihre Hüften so weit wie möglich nach vorne.

6. Drücken Sie mit den Füßen nach unten, um Ihre Brust zu heben und Ihre Wirbelsäule zu strecken, wobei Sie eine gerade Linie vom Steißbein bis zum Scheitel Ihres Kopfes beibehalten.

7. Halten Sie Ihren Blick ruhig und Ihren Atem ruhig und gleichmäßig.

8. Wenn Sie sich wohl fühlen, können Sie zur Decke blicken und so Ihre Drehung vertiefen.

9. Halten Sie die Pose 15–30 Sekunden lang und atmen Sie dabei tief und gleichmäßig.

10. Zum Lösen atmen Sie ein, während Sie zur Mitte zurückkehren und Ihren Oberkörper wieder in die Stuhlhaltung heben.

11. Wiederholen Sie die Drehung auf der anderen Seite und bringen Sie Ihren rechten Ellbogen an die Außenseite Ihres linken Oberschenkels.

Die Drehstuhlhaltung stärkt die Bein-, Rumpf- und Rückenmuskulatur und verbessert gleichzeitig das Gleichgewicht und die Flexibilität. Es stimuliert die Bauchorgane und kann helfen, die Verdauung und Ausscheidung zu verbessern. Üben Sie diese Pose regelmäßig und konzentrieren Sie sich dabei auf die Aufrechterhaltung der Stabilität und Ausrichtung der Beine und der Wirbelsäule, um Kraft, Flexibilität und Gleichgewicht in Ihrer Yoga-Praxis zu fördern.

Glückliche Baby-Pose (Ananda Balasana)

Happy Baby Pose, oder Ananda Balasana auf Sanskrit, ist eine entspannende Yoga-Pose, die sanft die Hüften, die Leistengegend und den unteren Rücken streckt und gleichzeitig den Geist beruhigt und Stress abbaut. So üben Sie es:

1. Beginnen Sie, indem Sie mit gebeugten Knien und flachen Füßen auf dem Boden auf dem Rücken auf der Matte liegen.
2. Atmen Sie aus, während Sie Ihre Knie an Ihre Brust ziehen und sie zu Ihren Achselhöhlen führen.
3. Greifen Sie mit den Händen nach den Außenkanten Ihrer Füße oder Knöchel, wobei die Handflächen nach oben zeigen.
4. Beugen Sie Ihre Füße, drücken Sie Ihre Fersen zur Decke und ziehen Sie Ihre Knie sanft nach unten zur Matte, um Ihre Hüften zu öffnen.
5. Halten Sie Ihr Steißbein auf der Matte und drücken Sie Ihren unteren Rücken in den Boden.

6. Entspannen Sie Ihre Schultern und Ihren Nacken, damit sie sich entspannen und Verspannungen lösen können.

7. Halten Sie Ihren Blick sanft und Ihr Gesicht entspannt, atmen Sie tief und gleichmäßig.

8. Sie können sanft von einer Seite zur anderen oder vorwärts und rückwärts schaukeln, um Ihre Wirbelsäule und Hüften zu massieren.

9. Halten Sie die Pose 30 Sekunden bis 1 Minute lang, atmen Sie tief durch und geben Sie sich ganz der Entspannung hin.

10. Um loszulassen, atmen Sie aus, während Sie langsam Ihre Füße loslassen und Ihre Knie wieder an Ihre Brust drücken.

11. Strecken Sie Ihre Beine lang auf der Matte aus und atmen Sie ein paar Mal tief durch, damit sich Ihr Körper in der Leichenhaltung (Savasana) vollständig entspannen kann.

Happy Baby Pose dehnt sanft die Hüften, die Leistengegend und den unteren Rücken, beruhigt gleichzeitig den Geist und baut Stress ab. Es kann dabei helfen, Verspannungen in den Hüften und im unteren Rückenbereich zu lösen, die Flexibilität zu verbessern und Entspannung und erholsamen Schlaf zu fördern. Üben Sie diese Pose regelmäßig, insbesondere am Ende Ihrer Yoga-Praxis oder vor dem Schlafengehen, um ein Gefühl der Leichtigkeit und des Wohlbefindens in Ihrem Körper und Geist zu fördern.

Weitbeinige Vorwärtsbeuge (Prasarita Padottanasana)

Die weitbeinige Vorwärtsbeuge, oder Prasarita Padottanasana auf Sanskrit, ist eine verjüngende Yoga-Pose, die die hintere Oberschenkelmuskulatur, die Waden und den unteren Rücken dehnt und gleichzeitig den Geist beruhigt und Stress abbaut. So üben Sie es:

1. Beginnen Sie, oben auf Ihrer Matte zu stehen, wobei Ihre Füße etwa 90–120 cm voneinander entfernt und parallel zueinander stehen.
2. Spannen Sie Ihre Quadrizepsmuskeln an und heben Sie Ihre Kniescheiben an, um Ihre Beine zu aktivieren.
3. Beugen Sie beim Ausatmen Ihre Hüften nach vorne und beginnen Sie, sich nach vorne zu beugen, wobei Sie Ihre Wirbelsäule lang und Ihre Brust offen halten.
4. Legen Sie Ihre Hände direkt unter Ihre Schultern auf den Boden oder

halten Sie sich an Ihren Knöcheln oder Schienbeinen fest, wenn sich das leichter anfühlt.

5. Halten Sie Ihren Kopf und Nacken entspannt, damit sich Ihre Wirbelsäule streckt und Ihr Oberkörper sich zum Boden hin entspannt.

6. Drücken Sie durch die Außenkanten Ihrer Füße nach unten und heben Sie sie durch Ihr Innengewölbe an, um Ihre Beinmuskeln zu beanspruchen.

7. Lassen Sie Ihre Hüften direkt über Ihren Fersen liegen und verteilen Sie Ihr Gewicht gleichmäßig auf Ihre Füße.

8. Wenn Sie sich wohl fühlen, können Sie Ihre Hände zwischen Ihre Füße zurückführen und so Ihren Kopf näher an die Matte bringen.

9. Halten Sie die Pose 30 Sekunden bis 1 Minute lang und atmen Sie dabei tief und gleichmäßig.

10. Zum Lösen atmen Sie ein, während Sie Ihren Oberkörper langsam wieder in eine stehende Position heben und dabei Ihre Rumpfmuskulatur anspannen, um Ihre Wirbelsäule zu stützen.

Die weitbeinige Vorwärtsbeuge dehnt die hintere Oberschenkelmuskulatur, die Waden und den unteren Rücken und beruhigt gleichzeitig den Geist und baut Stress ab. Es kann dazu beitragen, die Beweglichkeit der Beine und der Wirbelsäule zu verbessern, Verspannungen im unteren Rücken zu lindern und Entspannung und Erdung zu fördern. Üben Sie diese Pose regelmäßig und konzentrieren Sie sich dabei darauf, die Länge der Wirbelsäule und die Offenheit der Brust beizubehalten, um ein Gefühl der Leichtigkeit und des Wohlbefindens in Körper und Geist zu fördern.

Seitliche Plankenhaltung (Vasisthasana)

Side Plank Pose oder Vasisthasana auf Sanskrit ist eine herausfordernde Armbalance, die Arme, Schultern, Rumpf und Beine stärkt und gleichzeitig das Gleichgewicht und die Konzentration verbessert. So üben Sie es:

1. Beginnen Sie in einer Plankenposition, wobei Ihre Handgelenke direkt unter Ihren Schultern liegen und Ihr Körper vom Kopf bis zu den Fersen eine gerade Linie bildet.
2. Verlagern Sie Ihr Gewicht auf Ihre rechte Hand und die Außenkante Ihres rechten Fußes, kommen Sie zur Außenkante Ihres rechten Fußes und stellen Sie Ihren linken Fuß auf Ihren rechten Fuß.
3. Spannen Sie Ihre Rumpfmuskulatur an, um Ihren Körper zu stabilisieren, und heben Sie Ihren linken Arm zur Decke, wobei Sie Ihre linke Schulter direkt über Ihre rechte Schulter legen.

4. Halten Sie Ihren Körper vom Kopf bis zu den Fersen in einer geraden Linie und vermeiden Sie, dass Ihre Hüften zu stark sinken oder sich zu hoch heben.

5. Drücken Sie mit Ihrer rechten Hand und der Außenkante Ihres rechten Fußes fest nach unten, um Ihre Hüften anzuheben und Platz in Ihrer Körperseite zu schaffen.

6. Halten Sie Ihren Blick ruhig und Ihren Atem ruhig und gleichmäßig.

7. Wenn Sie sich wohl fühlen, können Sie nach oben zu Ihrer linken Hand blicken und so Ihre Drehung vertiefen.

8. Halten Sie die Pose 15–30 Sekunden lang und atmen Sie dabei tief und gleichmäßig.

9. Zum Lösen atmen Sie aus, während Sie Ihre linke Hand sanft wieder auf die Matte senken und in die Plankenposition zurückkehren.

10. Wiederholen Sie die Pose auf der anderen Seite, verlagern Sie Ihr Gewicht auf Ihre linke Hand und die Außenkante Ihres linken Fußes und heben Sie Ihren rechten Arm zur Decke.

Die Side Plank Pose stärkt Arme, Schultern, Rumpf und Beine und verbessert gleichzeitig das Gleichgewicht, die Konzentration und die Koordination. Es kann helfen, die Kraft des Oberkörpers, die Schulterstabilität und die Rumpfstabilität zu verbessern. Üben Sie diese Pose regelmäßig und konzentrieren Sie sich dabei auf die Ausrichtung und den Einsatz der Rumpf- und Schultermuskulatur, um Kraft, Stabilität und Gleichgewicht in Ihrer Yoga-Praxis zu fördern.

Gedrehte Seitenwinkelhaltung (Parivrtta Parsvakonasana)

Die gedrehte Seitenwinkelhaltung oder Parivrtta Parsvakonasana auf Sanskrit ist eine dynamische Standdrehung, die die Hüften, Oberschenkel und die Wirbelsäule streckt und gleichzeitig die Beine und die Rumpfmuskulatur stärkt. So üben Sie es:

1. Beginnen Sie im Stehen oben auf Ihrer Matte, mit den Füßen zusammen und den Armen an den Seiten, in der Berghaltung (Tadasana).
2. Treten Sie mit Ihrem linken Fuß etwa 90 bis 120 cm nach hinten und drehen Sie ihn leicht nach außen, sodass Ihre linken Zehen in einem Winkel von etwa 45 Grad zur linken Seite Ihrer Matte zeigen.
3. Beugen Sie Ihr rechtes Knie, stapeln Sie es direkt über Ihrem rechten Knöchel, senken Sie Ihre Hüften in

Richtung Boden und gehen Sie in eine Ausfallschrittposition.

4. Stellen Sie sicher, dass Ihr linkes Bein gerade und stark ist und dass Ihre linke Ferse in die Matte drückt.

5. Strecken Sie beim Einatmen Ihre Arme seitlich auf Schulterhöhe aus, die Handflächen zeigen nach unten, und blicken Sie über Ihre rechten Fingerspitzen.

6. Drehen Sie beim Ausatmen Ihren Oberkörper nach rechts und bringen Sie Ihren linken Ellbogen an die Außenseite Ihres rechten Oberschenkels. Ihre Hände sollten sich in Gebetshaltung befinden und Ihre Handflächen fest aneinander drücken.

7. Drücken Sie Ihre Knie und Oberschenkel zusammen und strecken Sie Ihre Hüften so weit wie möglich nach vorne.

8. Drücken Sie mit den Füßen nach unten, um Ihre Brust zu heben und Ihre Wirbelsäule zu strecken, wobei Sie eine gerade Linie vom Steißbein bis zum Scheitel Ihres Kopfes beibehalten.

9. Halten Sie Ihren Blick ruhig und Ihren Atem ruhig und gleichmäßig.

10. Wenn Sie sich wohl fühlen, können Sie zur Decke blicken und so Ihre Drehung vertiefen.

11. Halten Sie die Pose 15–30 Sekunden lang und atmen Sie dabei tief und gleichmäßig.

12. Um loszulassen, atmen Sie ein, während Sie zur Mitte zurückkehren, heben Sie Ihren Oberkörper wieder an und bringen Sie Ihre Hände in die Gebetsposition.

13. Wiederholen Sie die Drehung auf der anderen Seite, indem Sie Ihren rechten Fuß nach hinten stellen und zur linken Seite Ihrer Matte drehen.

Die gedrehte Seitenwinkelhaltung streckt die Hüften, Oberschenkel und die Wirbelsäule und stärkt gleichzeitig die Beine und die Rumpfmuskulatur. Es stimuliert die Bauchorgane und kann helfen, die Verdauung und Ausscheidung zu verbessern. Üben Sie diese Pose regelmäßig und konzentrieren Sie sich dabei auf die Aufrechterhaltung der Stabilität und Ausrichtung der Beine und der Wirbelsäule, um Kraft, Flexibilität und Gleichgewicht in Ihrer Yoga-Praxis zu fördern.

Kamelhaltung (Ustrasana)

Die Kamelhaltung, oder Ustrasana auf Sanskrit, ist eine herzöffnende Rückbeuge, die die Vorderseite des Körpers, einschließlich der Brust-, Bauch- und Hüftbeuger, streckt und gleichzeitig die Rückenmuskulatur stärkt und die Flexibilität der Wirbelsäule verbessert. So üben Sie es:

1. Beginnen Sie damit, auf der Matte zu knien, die Knie hüftbreit auseinander und die Oberschenkel senkrecht zum Boden. Stellen Sie sicher, dass Ihre Schienbeine und Füße entspannt auf der Matte liegen und die Fußspitzen den Boden berühren.

2. Legen Sie Ihre Hände auf Ihren unteren Rücken, die Finger zeigen nach unten und die Daumen ruhen auf Ihrem Kreuzbein. Ihre Fingerspitzen sollten in Richtung Ihres Steißbeins zeigen.

3. Spannen Sie Ihre Rumpfmuskulatur an und drücken Sie Ihre Hüften sanft nach vorne, wobei Sie Ihr Becken leicht nach vorne neigen.

4. Heben Sie beim Einatmen Ihre Brust
   zur Decke, beugen Sie Ihren Rücken
   und bringen Sie Ihre Schulterblätter
   zusammen.

5. Während Sie Ihre Brust weiter
   anheben, strecken Sie Ihre Hände
   nacheinander nach unten zu Ihren
   Fersen. Wenn Sie Ihre Fersen nicht
   bequem erreichen können, legen Sie
   Ihre Hände zur Unterstützung auf
   Ihren unteren Rücken.

6. Sobald Ihre Hände auf Ihren Fersen
   liegen, drücken Sie Ihre Hüften nach
   vorne und heben Sie Ihre Brust zur
   Decke, sodass eine tiefe Wölbung im
   oberen Rücken entsteht.

7. Halten Sie Ihren Nacken lang und
   Ihren Kopf in einer neutralen Position
   und vermeiden Sie jeglichen Druck
   im Nacken.

8. Wenn es für Ihren Nacken angenehm
   ist, können Sie Ihren Kopf in den
   Nacken legen und auf die Wand
   hinter Ihnen blicken.

9. Halten Sie die Pose 15–30 Sekunden
   lang und atmen Sie dabei tief und
   gleichmäßig.

10. Zum Lösen atmen Sie aus, während
    Sie Ihre Hände langsam eine nach der
    anderen zurück zum unteren Rücken

führen und Ihren Oberkörper wieder in eine kniende Position heben.

11. Ruhen Sie sich einige Atemzüge lang in der Kinderhaltung (Balasana) aus, um der Rückbeuge entgegenzuwirken.

Die Kamelhaltung streckt die Vorderseite des Körpers, einschließlich der Brust-, Bauch- und Hüftbeuger, stärkt gleichzeitig die Rückenmuskulatur und verbessert die Flexibilität der Wirbelsäule. Es öffnet das Herzzentrum, fördert die emotionale Entspannung und stimuliert die Organe im Bauchraum. Üben Sie diese Pose achtsam, hören Sie auf Ihren Körper und gehen Sie nur so tief in die Pose hinein, wie es für Sie angenehm ist.

Kuhgesichtshaltung (Gomukhasana)

Die Kuhgesichtshaltung, oder Gomukhasana auf Sanskrit, ist eine sitzende Yogahaltung, die die Hüften, Oberschenkel, Brust, Schultern und Arme streckt. Der Name geht auf die Form der Beine und Arme zurück, die an das Gesicht einer Kuh erinnern. So üben Sie es:

1. Beginnen Sie mit ausgestreckten Beinen auf der Matte.
2. Beuge deine Knie und stelle deine Füße hüftbreit auseinander auf den Boden.
3. Schieben Sie Ihren linken Fuß unter Ihr rechtes Knie und bringen Sie ihn an die Außenseite Ihrer rechten Hüfte.
4. Kreuzen Sie Ihr rechtes Bein über Ihrem linken Oberschenkel und legen Sie Ihr rechtes Knie direkt auf Ihr linkes Knie. Ihr rechter Fuß sollte sich auf der Außenseite Ihrer linken Hüfte befinden.
5. Passen Sie Ihre Position so an, dass Ihre Sitzknochen gleichmäßig auf der Matte aufliegen.

6. Atmen Sie ein, während Sie Ihren linken Arm zur Decke strecken, beugen Sie dann Ihren linken Ellbogen und strecken Sie Ihre Hand zwischen Ihre Schulterblätter.

7. Atmen Sie erneut ein, während Sie Ihren rechten Arm auf Schulterhöhe zur Seite ausstrecken, die Handfläche zeigt nach unten.

8. Atmen Sie aus und beugen Sie Ihren rechten Ellbogen, strecken Sie Ihre Hand hinter Ihren Rücken und umfassen Sie Ihre Finger mit der linken Hand. Wenn Sie Ihre Finger nicht erreichen können, können Sie sie mit einem Riemen oder einem Handtuch festhalten.

9. Halten Sie Ihre Wirbelsäule gestreckt und Ihre Brust angehoben, während Sie Ihre Ellbogen sanft voneinander wegdrücken und dabei eine Dehnung über Brust und Schultern spüren.

10. Halten Sie die Pose 15–30 Sekunden lang und atmen Sie dabei tief und gleichmäßig.

11. Um loszulassen, atmen Sie aus, während Sie sanft Ihre Hände loslassen und Ihre Beine öffnen.

12. Wiederholen Sie die Pose auf der anderen Seite, indem Sie Ihren rechten Fuß unter Ihrem linken Knie

kreuzen und Ihr linkes Knie auf Ihr rechtes Knie legen.

Cow Face Pose streckt die Hüften, Oberschenkel, Brust, Schultern und Arme und verbessert gleichzeitig die Körperhaltung und erhöht die Flexibilität. Es kann helfen, Verspannungen und Beschwerden in den Hüften und Schultern zu lindern, außerdem ist es hilfreich, den Brustkorb zu öffnen und die Atemfunktion zu verbessern. Üben Sie diese Pose regelmäßig, achten Sie auf eventuelle Beschwerden und verwenden Sie bei Bedarf Hilfsmittel oder Modifikationen, um Ihre Übung zu unterstützen.

Torhaltung (Parighasana)

Gate Pose, oder Parighasana auf Sanskrit, ist eine seitliche Dehnung, die die Seiten des Körpers streckt, die Brust öffnet und die Beine stärkt. So üben Sie es:

1. Beginnen Sie damit, auf der Matte zu knien, die Knie hüftbreit auseinander und die Oberschenkel senkrecht zum Boden. Stellen Sie sicher, dass Ihre Schienbeine und Füße entspannt auf der Matte liegen und die Fußspitzen den Boden berühren.
2. Strecken Sie Ihr rechtes Bein zur Seite aus, wobei Ihr Fuß flach auf der Matte steht und Ihre Zehen nach vorne zeigen.
3. Drücken Sie mit dem rechten Fuß nach unten und beanspruchen Sie die Oberschenkelmuskulatur, um Ihr Bein zu stabilisieren.
4. Heben Sie beim Einatmen die Arme seitlich auf Schulterhöhe aus, die Handflächen zeigen nach unten.
5. Atmen Sie aus und strecken Sie Ihre rechte Hand über Ihr rechtes Bein und lassen Sie sie so weit nach unten

gleiten, wie es für Sie angenehm ist. Sie können Ihre Hand auf Ihr Schienbein, Ihren Knöchel oder den Boden legen, je nachdem, was für Sie erreichbar ist.

6. Strecken Sie Ihren linken Arm über den Kopf und strecken Sie ihn mit der Handfläche nach unten nach rechts.

7. Halten Sie beide Arme in einer Linie mit Ihren Schultern und vermeiden Sie, dass Ihre Brust nach vorne fällt.

8. Halten Sie Ihren Blick geradeaus oder richten Sie ihn nach oben in Richtung Ihrer linken Hand.

9. Halten Sie die Pose 15–30 Sekunden lang und atmen Sie dabei tief und gleichmäßig.

10. Zum Lösen atmen Sie ein, während Sie Ihren Oberkörper langsam wieder in eine aufrechte Position heben und Ihre Arme wieder auf Schulterhöhe bringen.

11. Wiederholen Sie die Pose auf der anderen Seite, strecken Sie Ihr linkes Bein zur Seite aus und strecken Sie Ihre linke Hand über Ihr linkes Bein, während Sie Ihren rechten Arm über den Kopf strecken.

Gate Pose streckt die Seiten des Körpers, öffnet die Brust und stärkt die Beine. Es kann dazu beitragen, die Flexibilität der Wirbelsäule zu verbessern, Verspannungen in Schultern und Brust zu lindern und die allgemeine Beweglichkeit zu erhöhen. Üben Sie diese Pose achtsam, hören Sie auf Ihren Körper und gehen Sie nur so weit in die Dehnung, wie es für Sie angenehm ist.

Delphin-Plankenhaltung (Makara Adho Mukha Svanasana)

Die Dolphin Plank Pose, auf Sanskrit auch als Makara Adho Mukha Svanasana bekannt, ist eine Variante der traditionellen Plank Pose, die Arme, Schultern, Rumpf und Beine stärkt. So üben Sie es:

1. Beginnen Sie, indem Sie auf der Matte eine Unterarmplankenposition einnehmen. Senken Sie sich auf Ihre Unterarme, wobei Ihre Ellbogen direkt unter Ihren Schultern liegen und Ihre Hände zusammen oder parallel zueinander verschränkt sind.

2. Strecken Sie Ihre Beine hüftbreit nach hinten aus und stellen Sie sich auf die Fußballen. Ihr Körper sollte vom Kopf bis zu den Fersen eine gerade Linie bilden.

3. Spannen Sie Ihre Rumpfmuskulatur an, um Ihre Wirbelsäule und Ihr Becken zu stabilisieren, und ziehen Sie Ihre Schulterblätter nach unten

und hinten, um Ihren Brustkorb zu öffnen.

4. Drücken Sie Ihre Unterarme fest nach unten und heben Sie Ihre Hüften zur Decke, um in die Delphinhaltung zu gelangen. Ihr Körper sollte einer umgekehrten „V"-Form ähneln.

5. Halten Sie Ihren Nacken auf einer Linie mit Ihrer Wirbelsäule und richten Sie Ihren Blick zwischen Ihren Unterarmen oder auf Ihre Füße.

6. Drücken Sie mit den Fersen nach unten, um Ihre Beinmuskeln zu beanspruchen, und heben Sie Ihre Sitzknochen zur Decke.

7. Halten Sie die Pose 15–30 Sekunden lang und atmen Sie dabei tief und gleichmäßig.

8. Zum Lösen atmen Sie aus, während Sie Ihre Hüften langsam wieder auf die Matte senken und wieder in die Unterarmplankenposition gelangen.

9. Sie können die Pose für weitere Runden wiederholen oder eine andere Haltung einnehmen.

Die Dolphin Plank Pose stärkt Arme, Schultern, Rumpf und Beine und verbessert gleichzeitig das Gleichgewicht und die Stabilität. Es trägt zum Aufbau von Ausdauer und Durchhaltevermögen bei, stärkt die

Bauchmuskulatur und verbessert die Körperhaltung. Üben Sie diese Pose regelmäßig und konzentrieren Sie sich dabei auf die richtige Ausrichtung und die Beanspruchung der Rumpf- und Beinmuskulatur, um Kraft und Stabilität in Ihrer Yoga-Praxis zu fördern.

Unterstützter Schulterstand (Salamba Sarvangasana)

Der unterstützte Schulterstand, oder Salamba Sarvangasana auf Sanskrit, ist eine umgekehrte Yogahaltung, die zahlreiche Vorteile bietet, darunter eine verbesserte Durchblutung, Entspannung und Linderung von Stress und Müdigkeit. So üben Sie es mit Hilfsmitteln zur Unterstützung:

1. Beginnen Sie, indem Sie mit gebeugten Knien und flachen Füßen auf dem Boden auf dem Rücken auf der Matte liegen.
2. Legen Sie zur Unterstützung eine gefaltete Decke oder ein Yoga-Bolster unter Ihre Hüften.
3. Heben Sie Ihre Beine vorsichtig vom Boden ab und bringen Sie Ihre Knie in Richtung Brust.
4. Drücken Sie Ihre Hände in die Matte und heben Sie Ihre Hüften an, sodass Ihre Beine nach oben kommen, bis

Ihre Zehen den Boden hinter Ihnen berühren.

5. Stützen Sie Ihren unteren Rücken und Ihre Hüften mit Ihren Händen, während Sie mit den Händen über den Rücken zu Ihren Schulterblättern wandern.

6. Sobald Ihre Hände an Ort und Stelle sind, spannen Sie Ihre Rumpfmuskulatur an und strecken Sie Ihre Beine nach oben zur Decke.

7. Halten Sie Ihren Hals lang und richten Sie Ihren Blick auf Ihre Brust oder die Decke.

8. Passen Sie die Höhe der Stütze unter Ihren Hüften nach Bedarf an, um sicherzustellen, dass Ihr Nacken und Ihre Wirbelsäule eine gerade Linie bilden.

9. Halten Sie die Pose 30 Sekunden bis 1 Minute lang und atmen Sie dabei tief und gleichmäßig.

10. Zum Lösen beugen Sie sanft Ihre Knie und senken Sie Ihre Füße nacheinander wieder auf den Boden.

11. Senken Sie Ihre Hüften wieder auf die Stütze und rollen Sie sie dann langsam auf den Rücken.

Der unterstützte Schulterstand erhöht die Durchblutung des Gehirns und der

Schilddrüse, verbessert die Verdauung und lindert Symptome von Stress, Angstzuständen und leichten Depressionen. Außerdem werden Schultern und Nacken gedehnt und die Rumpfmuskulatur gestärkt. Üben Sie diese Pose achtsam und verwenden Sie bei Bedarf Hilfsmittel zur Unterstützung. Vermeiden Sie sie, wenn Sie Nacken- oder Wirbelsäulenverletzungen haben. Hören Sie immer auf Ihren Körper und arbeiten Sie innerhalb Ihrer eigenen Grenzen.

Stehende Vorwärtsbeuge (Uttanasana)

Die stehende Vorwärtsbeuge, oder Uttanasana auf Sanskrit, ist eine verjüngende Yoga-Stellung, die die gesamte Rückseite des Körpers, einschließlich der Wirbelsäule, der hinteren Oberschenkelmuskulatur und der Waden, dehnt. So üben Sie es:

1. Beginnen Sie, in der Berghaltung (Tadasana) hoch oben auf Ihrer Matte zu stehen, die Füße hüftbreit auseinander und die Arme an den Seiten.
2. Atmen Sie tief ein, um Ihre Wirbelsäule zu strecken, heben Sie Ihre Brust an und rollen Sie Ihre Schultern nach hinten.
3. Atme aus und beuge deine Hüften nach vorne, wobei du deinen Oberkörper über deine Beine faltest.
4. Lassen Sie Ihre Knie bei Bedarf leicht beugen, um eine gerade Wirbelsäule zu erhalten.
5. Bringen Sie Ihre Hände neben Ihren Füßen auf den Boden oder halten Sie

sich an den gegenüberliegenden Ellbogen fest und bewegen Sie sich sanft hin und her, um Verspannungen in der Wirbelsäule zu lösen.

6. Lassen Sie Ihren Kopf schwer hängen, lösen Sie die Spannung im Nacken und ermöglichen Sie Ihrer Wirbelsäule, sich zu strecken.

7. Spannen Sie Ihren Quadrizeps an, um Ihre Kniescheiben sanft anzuheben und über die Rückseite Ihrer Beine zu strecken.

8. Wenn es für Sie bequem ist, können Sie Ihre Beine vollständig durchstrecken und Ihre Stirn in Richtung Ihrer Schienbeine bringen.

9. Entspannen Sie Ihre Schultern von Ihren Ohren weg und lassen Sie Ihren Atem sanft und tief fließen.

10. Halten Sie die Pose 30 Sekunden bis 1 Minute lang, atmen Sie tief ein und lassen Sie Ihren Körper bei jedem Ausatmen weicher und entspannter werden.

11. Um die Pose zu lösen, atmen Sie ein, während Sie Ihre Wirbelsäule langsam in eine stehende Position rollen und jeden Wirbel einzeln stapeln.

12. Nehmen Sie sich einen Moment Zeit, um in der Berghaltung innezuhalten

und die Auswirkungen der Vorwärtsbeuge auf Ihren Körper und Ihren Atem zu bemerken.

Die stehende Vorwärtsbeuge streckt die gesamte Rückseite des Körpers, einschließlich der Wirbelsäule, der hinteren Oberschenkelmuskulatur und der Waden. Es beruhigt auch den Geist und lindert Stress und Ängste. Üben Sie diese Pose regelmäßig und konzentrieren Sie sich dabei auf eine gerade Wirbelsäule und einen tieferen Atem, um Flexibilität und Entspannung in Körper und Geist zu fördern.

Liegende Hand-zu-Großzehe-Haltung (Supta Padangusthasana)

Die zurückgelehnte Hand-zu-Großzehe-Pose, oder Supta Padangusthasana auf Sanskrit, ist eine sanfte Yoga-Pose, die die hintere Oberschenkelmuskulatur, die Waden und die Hüften dehnt und gleichzeitig die Flexibilität verbessert und Verspannungen in den Beinen und im unteren Rücken löst. So üben Sie es:

1. Beginnen Sie, indem Sie mit ausgestreckten Beinen und den Armen an den Seiten auf dem Rücken auf der Matte liegen.
2. Beugen Sie Ihr rechtes Knie und drücken Sie es an Ihre Brust, während Sie Ihr linkes Bein auf der Matte ausgestreckt halten.
3. Halten Sie mit der rechten Hand die große Zehe Ihres rechten Fußes fest. Wenn Sie Ihren großen Zeh nicht erreichen können, können Sie sich

stattdessen am Knöchel oder an der Wade festhalten.

4. Halten Sie Ihr linkes Bein aktiv und angespannt und drücken Sie Ihre linke Ferse fest in die Matte.

5. Strecken Sie Ihr rechtes Bein nach oben zur Decke und halten Sie es so gerade wie möglich. Wenn Ihr Bein nicht vollständig gestreckt ist, können Sie das Knie leicht beugen.

6. Beugen Sie Ihren rechten Fuß und drücken Sie ihn durch die Ferse, bis er zur Decke reicht.

7. Halten Sie Ihr linkes Bein geerdet und Ihre Hüften gerade auf der Matte.

8. Wenn es für Ihren Nacken angenehm ist, können Sie Ihren Kopf und Ihre Schultern vorsichtig von der Matte heben und Ihr Kinn in Richtung Brust bringen.

9. Halten Sie die Pose 30 Sekunden bis 1 Minute lang und atmen Sie dabei tief und gleichmäßig.

10. Zum Loslassen atmen Sie aus, während Sie Ihr rechtes Bein sanft auf die Matte zurücklassen und beide Knie an Ihre Brust drücken.

11. Wiederholen Sie die Pose auf der anderen Seite, indem Sie Ihr linkes Knie beugen und Ihr linkes Bein nach oben zur Decke strecken.

Die zurückgelehnte Hand-zu-Großzehe-Haltung dehnt die hintere Oberschenkelmuskulatur, die Waden und die Hüften und löst gleichzeitig Verspannungen in den Beinen und im unteren Rückenbereich. Es kann dazu beitragen, die Flexibilität und Beweglichkeit der Beine und Hüften zu verbessern und Entspannung und Stressabbau zu fördern. Üben Sie diese Pose regelmäßig und konzentrieren Sie sich dabei darauf, Ihren Atem zu vertiefen und ein Gefühl der Leichtigkeit und Entspannung in Ihrem Körper und Geist zu bewahren.

Gedrehte Kopf-zu-Knie-Haltung (Parivrtta Janu Sirsasana)

Die gedrehte Kopf-an-Knie-Pose, oder Parivrtta Janu Sirsasana auf Sanskrit, ist eine sitzende Drehung, die die Wirbelsäule, die hintere Oberschenkelmuskulatur und die Hüften dehnt und gleichzeitig die Verdauung und Entgiftung verbessert. So üben Sie es:

1. Beginnen Sie, auf der Matte zu sitzen, die Beine vor sich auszustrecken und die Wirbelsäule aufrecht zu halten.
2. Beugen Sie Ihr rechtes Knie und bringen Sie die Sohle Ihres rechten Fußes zur Innenseite des linken Oberschenkels, sodass Ihr rechtes Knie zur Seite geöffnet wird.
3. Stellen Sie sicher, dass Ihr linkes Bein gestreckt und aktiv auf der Matte bleibt und die Zehen nach oben zur Decke zeigen.
4. Strecken Sie beim Einatmen Ihre Arme nach oben und verlängern Sie sie durch Ihre Wirbelsäule.

5. Drehen Sie beim Ausatmen Ihren Oberkörper nach links und bringen Sie Ihre linke Hand zur Außenseite Ihres rechten Knies und Ihre rechte Hand zur Matte hinter Ihnen.
6. Halten Sie Ihr linkes Bein aktiv und Ihren linken Fuß gebeugt.
7. Atmen Sie ein, um Ihre Wirbelsäule zu strecken, und atmen Sie aus, um die Drehung zu vertiefen. Drücken Sie dabei sanft Ihre rechte Hand in die Matte, um die Drehung Ihres Oberkörpers zu unterstützen.
8. Wenn es für Ihren Nacken angenehm ist, können Sie über Ihre linke Schulter blicken und die Drehung vertiefen.
9. Halten Sie die Pose 30 Sekunden bis 1 Minute lang und atmen Sie dabei tief und gleichmäßig.
10. Zum Lösen atmen Sie ein, während Sie die Drehung langsam lösen und mit aufgerichteter Wirbelsäule in die Mitte zurückkehren.
11. Wiederholen Sie die Pose auf der anderen Seite, indem Sie Ihr linkes Knie beugen und nach rechts drehen.

Die gedrehte Kopf-zu-Knie-Haltung streckt die Wirbelsäule, die hintere Oberschenkelmuskulatur und die Hüften, stimuliert gleichzeitig die Bauchorgane und verbessert die Verdauung. Es kann helfen, Verspannungen im Rücken und in den Hüften zu lösen und die Entgiftung und Reinigung des Körpers zu fördern. Üben Sie diese Pose achtsam und konzentrieren Sie sich darauf, die Länge der Wirbelsäule und die Offenheit der Brust beizubehalten, um Gleichgewicht und Harmonie in Körper und Geist zu fördern.

Stehende geteilte Pose (Urdhva Prasarita Eka Padasana)

Die stehende Split-Pose, oder Urdhva Prasarita Eka Padasana auf Sanskrit, ist eine ausgleichende Haltung, die die hintere Oberschenkelmuskulatur, die Waden und die Hüften dehnt und gleichzeitig das Gleichgewicht und die Konzentration verbessert. So üben Sie es:

1. Beginnen Sie, in der Berghaltung (Tadasana) hoch oben auf Ihrer Matte zu stehen, die Füße hüftbreit auseinander und die Arme an den Seiten.
2. Verlagern Sie Ihr Gewicht auf Ihren linken Fuß und heben Sie Ihren rechten Fuß von der Matte, wobei Sie Ihr rechtes Knie in Richtung Brust bringen.
3. Beginnen Sie beim Ausatmen, Ihre Hüften nach vorne zu beugen und strecken Sie Ihr rechtes Bein gerade nach hinten aus.
4. Halten Sie Ihre Hüften gerade und gerade zur Vorderseite Ihrer Matte,

wobei Ihre rechten Zehen zum Boden zeigen.

5. Spannen Sie Ihre Rumpfmuskulatur an, um Ihre Wirbelsäule zu stabilisieren, und halten Sie Ihre Brust angehoben, während Sie sich weiter nach vorne beugen.

6. Legen Sie Ihre Hände zur Unterstützung auf die Matte oder die Blöcke auf beiden Seiten Ihres linken Fußes.

7. Drücken Sie mit den Händen und dem linken Fuß fest nach unten, um Ihr rechtes Bein höher zur Decke zu heben.

8. Halten Sie Ihr linkes Bein stark und angespannt und drücken Sie es fest in die Matte.

9. Beugen Sie Ihren rechten Fuß und greifen Sie durch die rechte Ferse, um Ihr Bein zu verlängern.

10. Halten Sie Ihren Blick ruhig und Ihren Atem ruhig und gleichmäßig.

11. Halten Sie die Pose 15–30 Sekunden lang und atmen Sie dabei tief und gleichmäßig.

12. Um loszulassen, atmen Sie aus, während Sie Ihren rechten Fuß sanft wieder absenken, bis er Ihren linken Fuß oben auf Ihrer Matte trifft.

13. Wiederholen Sie die Pose auf der anderen Seite, verlagern Sie Ihr Gewicht auf Ihren rechten Fuß und heben Sie Ihr linkes Bein hinter sich an.

Die stehende Split-Pose dehnt die hintere Oberschenkelmuskulatur, die Waden und die Hüften und verbessert gleichzeitig das Gleichgewicht, die Konzentration und die Stabilität. Es trägt zum Aufbau von Kraft und Flexibilität in den Beinen und der Rumpfmuskulatur bei und fördert das Gefühl von Bodenständigkeit und Präsenz. Üben Sie diese Pose regelmäßig und konzentrieren Sie sich dabei auf die Aufrechterhaltung der Ausrichtung und Stabilität des Standbeins, um das Gleichgewicht und das Bewusstsein in Ihrer Yoga-Praxis zu fördern.

Gedrehte Halbmondhaltung (Parivrtta Ardha Chandrasana)

Die gedrehte Halbmondhaltung, oder Parivrtta Ardha Chandrasana auf Sanskrit, ist eine herausfordernde Gleichgewichtshaltung im Stehen, die Elemente von Gleichgewicht, Kraft und Flexibilität kombiniert. So üben Sie es:

1. Beginnen Sie im Stehen oben auf Ihrer Matte, mit den Füßen zusammen und den Armen an den Seiten.
2. Verlagern Sie Ihr Gewicht auf Ihren rechten Fuß und beginnen Sie, Ihr linkes Bein von der Matte zu heben, um in die Halbmondhaltung (Ardha Chandrasana) zu gelangen. Halten Sie Ihr linkes Bein parallel zum Boden angehoben und beugen Sie Ihren linken Fuß.
3. Legen Sie Ihre linke Hand etwa einen Fuß vor Ihrem rechten Fuß auf die

Matte und positionieren Sie sie leicht links von Ihrem rechten Fuß.

4. Lassen Sie zu Beginn Ihre rechte Hand auf Ihrer rechten Hüfte.

5. Beginnen Sie beim Ausatmen, Ihren Oberkörper nach rechts zu drehen und Ihre Brust zur rechten Seite Ihrer Matte hin zu öffnen.

6. Strecken Sie beim Drehen Ihren rechten Arm zur Decke und strecken Sie ihn nach oben und über Ihren Kopf.

7. Halten Sie Ihr linkes Bein stark und angespannt und drücken Sie aktiv durch die Ferse.

8. Beanspruchen Sie Ihre Rumpfmuskulatur, um Stabilität und Gleichgewicht aufrechtzuerhalten.

9. Halten Sie Ihren Blick ruhig und Ihren Atem ruhig und gleichmäßig.

10. Wenn es für Ihren Nacken angenehm ist, können Sie nach oben in Richtung Ihrer rechten Hand blicken.

11. Halten Sie die Pose 15–30 Sekunden lang und atmen Sie dabei tief und gleichmäßig.

12. Zum Lösen atmen Sie aus, während Sie Ihre rechte Hand langsam wieder auf die Matte senken und in die Halbmondhaltung zurückkehren.

13. Senken Sie Ihr linkes Bein wieder auf die Matte und stehen Sie wieder oben auf der Matte.
14. Wiederholen Sie die Pose auf der anderen Seite, verlagern Sie dabei Ihr Gewicht auf den linken Fuß und heben Sie das rechte Bein an.

Die gedrehte Halbmondhaltung stärkt die Beine, den Rumpf und die stabilisierenden Muskeln und verbessert gleichzeitig das Gleichgewicht, die Konzentration und die Beweglichkeit der Wirbelsäule. Es dehnt die Hüften, die hintere Oberschenkelmuskulatur und den seitlichen Körperbereich und kann dabei helfen, die Verdauung und Entgiftung zu verbessern. Üben Sie diese Pose achtsam und konzentrieren Sie sich auf die Aufrechterhaltung von Stabilität und Ausrichtung, um Kraft, Flexibilität und Gleichgewicht in Ihrer Yoga-Praxis zu fördern.

Kamelhaltung (Ustrasana)

Die Kamelhaltung, oder Ustrasana auf Sanskrit, ist eine kraftvolle Rückbeuge, die die Vorderseite des Körpers streckt und gleichzeitig Brust, Schultern und Hals öffnet. So üben Sie es:

1. Beginnen Sie, indem Sie mit hüftbreit auseinander liegenden Knien auf der Matte knien. Stellen Sie sicher, dass Ihre Oberschenkel senkrecht zum Boden stehen und Ihre Schienbeine und Fußrücken auf der Matte ruhen.

2. Legen Sie Ihre Hände auf Ihren unteren Rücken, die Finger zeigen nach unten und die Daumen ruhen auf Ihrem Kreuzbein. Ihre Fingerspitzen sollten in Richtung Ihres Steißbeins zeigen.

3. Spannen Sie beim Einatmen Ihre Rumpfmuskulatur an und beugen Sie sich langsam nach hinten, wobei Sie Ihre Hüften nach vorne drücken.

4. Während Sie sich weiter zurücklehnen, strecken Sie Ihre Hände nacheinander nach unten, um Ihre Fersen zu greifen. Wenn Sie Ihre

Fersen nicht erreichen können, legen Sie Ihre Hände zur Unterstützung auf Ihren unteren Rücken.

5. Sobald Ihre Hände auf Ihren Fersen liegen, drücken Sie Ihre Hüften nach vorne und heben Sie Ihre Brust zur Decke, wobei Sie Ihren Kopf nach hinten senken lassen, wenn es sich für Ihren Nacken angenehm anfühlt.

6. Halten Sie Ihre Oberschenkel senkrecht zum Boden und ziehen Sie Ihre Schulterblätter zusammen, um Ihre Brust zu öffnen.

7. Wenn es sich angenehm anfühlt, können Sie Ihren Kopf nach hinten senken und nach hinten blicken, während Ihr Nacken entspannt bleibt.

8. Halten Sie die Pose 15–30 Sekunden lang und atmen Sie dabei tief und gleichmäßig.

9. Zum Lösen atmen Sie aus, während Sie Ihre Hände langsam nacheinander zurück zum unteren Rücken führen und dann Ihren Oberkörper wieder in eine aufrechte Position heben.

10. Setzen Sie sich auf die Fersen und ruhen Sie sich einen Moment in der Kinderhaltung (Balasana) aus, damit sich Ihre Wirbelsäule neutralisieren kann.

Die Kamelhaltung streckt die Vorderseite des Körpers, einschließlich der Brust-, Bauch- und Hüftbeuger, stärkt gleichzeitig die Rückenmuskulatur und verbessert die Flexibilität der Wirbelsäule. Es kann helfen, die Körperhaltung zu verbessern, Rückenschmerzen zu lindern und die Bauchorgane zu stimulieren. Üben Sie diese Pose achtsam und konzentrieren Sie sich dabei auf die Dehnung der Wirbelsäule und die Öffnung der Brust, um Kraft, Flexibilität und Gleichgewicht in Ihrer Yoga-Praxis zu fördern.

Feuerholzhaltung (Agnistambhasana)

Die Fire Log Pose, oder Agnistambhasana auf Sanskrit, ist eine sitzende Yoga-Pose, die die Hüften, Leisten und Gesäßmuskeln dehnt. Es ist auch als Doppeltaubenhaltung bekannt. So üben Sie es:

1. Beginnen Sie mit ausgestreckten Beinen auf der Matte.
2. Beugen Sie Ihr rechtes Knie und bringen Sie Ihren rechten Fuß an die Außenseite Ihrer linken Hüfte, wobei Ihr rechtes Schienbein parallel zur Vorderkante der Matte verläuft.
3. Legen Sie Ihr linkes Schienbein auf Ihr rechtes Schienbein und bringen Sie Ihren linken Knöchel an die Außenseite Ihres rechten Knies. Ihr linkes Knie sollte sich direkt über Ihrem rechten Knöchel befinden.
4. Beugen Sie beide Füße, um Ihre Knie zu schützen.
5. Wenn Ihre Hüften angespannt sind, müssen Sie möglicherweise die Position Ihrer Füße anpassen, um eine bequeme Position zu finden.

6. Setzen Sie sich aufrecht mit gerader Wirbelsäule hin und legen Sie Ihre Hände zur Unterstützung auf Ihre Knie oder auf die Matte neben Ihren Hüften.
7. Wenn Sie sich wohl fühlen, können Sie die Hüfte nach vorne beugen und Ihren Oberkörper über Ihre Beine legen.
8. Halten Sie Ihre Wirbelsäule lang und die Brust angehoben, während Sie sich nach vorne beugen.
9. Halten Sie die Pose 30 Sekunden bis 1 Minute lang und atmen Sie dabei tief und gleichmäßig.
10. Zum Lösen atmen Sie ein, während Sie Ihren Oberkörper langsam wieder in eine aufrechte Position heben.
11. Entspannen Sie Ihre Beine und strecken Sie sie vor sich aus.
12. Wiederholen Sie die Pose auf der anderen Seite, indem Sie Ihr linkes Knie beugen und Ihr linkes Schienbein auf Ihr rechtes Schienbein legen.

Fire Log Pose dehnt die Hüften, Leisten und Gesäßmuskeln und verbessert gleichzeitig die Flexibilität und Beweglichkeit der Hüftgelenke. Es kann helfen, Verspannungen und Beschwerden in den Hüften und im unteren Rücken zu lindern, und es ist auch vorteilhaft für die Verbesserung der Körperhaltung und die Steigerung der Durchblutung im Unterkörper. Üben Sie diese Pose regelmäßig und konzentrieren Sie sich dabei darauf, die Länge der Wirbelsäule und die Offenheit der Hüften beizubehalten, um Leichtigkeit und Wohlbefinden in Ihrem Körper und Geist zu fördern.

Einbeinige Königstaubenhaltung (Eka Pada Rajakapotasana)

Die einbeinige Königstaubenhaltung, oder Eka Pada Rajakapotasana auf Sanskrit, ist eine fortgeschrittene bis fortgeschrittene Yogahaltung, die die Hüften, Oberschenkel, Leistengegend, Bauch, Brust, Schultern und Nacken tief streckt. So üben Sie es:

1. Beginnen Sie in einer Tischposition auf der Matte, wobei Ihre Handgelenke direkt unter Ihren Schultern und Ihre Knie direkt unter Ihren Hüften liegen.
2. Schieben Sie Ihr rechtes Knie nach vorne in Richtung Ihres rechten Handgelenks und neigen Sie Ihr rechtes Schienbein unter Ihren Oberkörper, sodass Ihr rechter Fuß in Richtung Ihrer linken Hüfte führt. Ihr rechtes Knie sollte zur Außenkante der Matte zeigen.
3. Strecken Sie Ihr linkes Bein gerade nach hinten aus und senken Sie Ihre

Hüften in Richtung Matte. Stellen Sie sicher, dass Ihre linke Hüfte gerade zur Vorderseite der Matte zeigt.

4. Beugen Sie Ihren linken Fuß, um Ihr Knie zu schützen und spannen Sie Ihren linken Quadrizeps an.

5. Atmen Sie ein, während Sie Ihre Brust heben und Ihre Wirbelsäule strecken.

6. Beginnen Sie beim Ausatmen, Ihre Hände nach vorne zu bewegen und über Ihr rechtes Schienbein nach vorne zu falten.

7. Legen Sie Ihre Unterarme auf die Matte und entspannen Sie Ihre Stirn zum Boden. Wenn Sie tiefer gehen können, können Sie Ihre Arme vollständig ausstrecken und Ihre Stirn auf die Matte bringen.

8. Halten Sie Ihre Hüften gerade und gerade zur Vorderseite der Matte und vermeiden Sie jegliches Verdrehen oder Drehen.

9. Halten Sie die Pose 30 Sekunden bis 1 Minute lang und atmen Sie dabei tief und gleichmäßig.

10. Zum Lösen atmen Sie ein, während Sie Ihre Hände langsam zurück zu Ihrem Körper führen und Ihren Oberkörper aufrichten.

11. Kehren Sie in die Tischposition zurück und wiederholen Sie die Pose auf der anderen Seite, indem Sie Ihr linkes Knie nach vorne bringen und Ihr rechtes Bein nach hinten strecken.

Die einbeinige Königstaubenhaltung streckt die Hüften, Oberschenkel, Leistengegend, den Bauch, die Brust, die Schultern und den Nacken tief. Es stimuliert die Bauchorgane und kann helfen, Verspannungen und Beschwerden in den Hüften und im unteren Rückenbereich zu lindern. Diese Pose öffnet auch das Herz und fördert die emotionale Befreiung. Üben Sie es achtsam, hören Sie auf Ihren Körper und respektieren Sie seine Grenzen, um in Ihrer Yoga-Praxis Gleichgewicht, Flexibilität und Frieden zu fördern.

Weitwinklige Vorwärtsbeuge im Sitzen (Upavistha Konasana)

Die Weitwinkel-Vorwärtsbeuge im Sitzen, oder Upavistha Konasana auf Sanskrit, ist eine sitzende Yoga-Pose, die die hintere Oberschenkelmuskulatur, die Innenseiten der Oberschenkel und die Leisten streckt und gleichzeitig die Hüften öffnet und die Wirbelsäule verlängert. So üben Sie es:

1. Setzen Sie sich zunächst mit weit gespreizten Beinen auf die Matte, so weit, wie es für Sie angenehm ist. Beuge deine Füße, sodass deine Zehen nach oben zur Decke zeigen.
2. Setzen Sie sich aufrecht mit gerader Wirbelsäule hin und spannen Sie Ihren Quadrizeps an, um die Kniescheiben anzuheben und die Beine an der Rückseite zu strecken.
3. Legen Sie Ihre Hände zur Unterstützung neben Ihre Hüften auf die Matte.

4. Strecken Sie beim Einatmen Ihre
   Wirbelsäule aus und heben Sie Ihre
   Brust zur Decke.
5. Beginnen Sie beim Ausatmen, die
   Hüften nach vorne zu beugen, wobei
   Sie mit der Brust vorangehen.
6. Halten Sie Ihre Wirbelsäule gestreckt,
   während Sie sich nach vorne beugen
   und Ihre Hände auf der Matte nach
   vorne bewegen.
7. Halten Sie Ihre Zehen nach oben zur
   Decke gerichtet und Ihre Füße
   gebeugt, um Ihre Knie zu schützen.
8. Sie können Ihre Hände auf der Matte
   vor sich ablegen oder sich je nach
   Flexibilität an Ihren Schienbeinen,
   Knöcheln oder Füßen festhalten.
9. Lassen Sie Ihren Kopf entspannen
   und Ihren Nacken entspannen,
   während Sie sich nach vorne beugen.
10. Halten Sie Ihren Atem ruhig und
    ruhig, während Sie die Pose halten.
11. Halten Sie die Pose 30 Sekunden bis
    1 Minute lang und atmen Sie dabei
    tief und gleichmäßig.
12. Zum Lösen atmen Sie ein, während
    Sie Ihre Hände langsam zurück zu
    Ihrem Körper führen und Ihren
    Oberkörper wieder in eine aufrechte
    Position heben.

13. Bringen Sie Ihre Beine zusammen und schütteln Sie sie sanft, um eventuelle Verspannungen zu lösen.

Die Weitwinkel-Vorwärtsbeuge im Sitzen streckt die hintere Oberschenkelmuskulatur, die Innenseiten der Oberschenkel und die Leistengegend, während sie gleichzeitig die Hüften öffnet und die Wirbelsäule verlängert. Es kann dazu beitragen, die Beweglichkeit der Beine und Hüften zu verbessern und Verspannungen im unteren Rückenbereich zu lösen. Üben Sie diese Pose regelmäßig und konzentrieren Sie sich dabei darauf, die Länge der Wirbelsäule und die Offenheit der Hüften beizubehalten, um Leichtigkeit und Wohlbefinden in Ihrem Körper und Geist zu fördern.

Einbeinige Vorwärtsbeuge (Janu Sirsasana)

Die einbeinige Vorwärtsbeuge, oder Janu Sirsasana auf Sanskrit, ist eine sitzende Yoga-Stellung, die die hintere Oberschenkelmuskulatur, die Waden und die Wirbelsäule streckt und gleichzeitig eine sanfte Massage der Bauchorgane bewirkt. So üben Sie es:

1. Beginnen Sie mit ausgestreckten Beinen auf der Matte.
2. Beugen Sie Ihr rechtes Knie und bringen Sie die Sohle Ihres rechten Fußes zur Innenseite des linken Oberschenkels. Lassen Sie Ihr rechtes Knie zur Seite geöffnet, sodass die Sohle Ihres rechten Fußes an der Innenseite Ihres linken Oberschenkels anliegt.
3. Stellen Sie sicher, dass Ihr linkes Bein gestreckt und aktiv auf der Matte bleibt und die Zehen nach oben zur Decke zeigen.
4. Setzen Sie sich aufrecht mit gerader Wirbelsäule hin und spannen Sie

Ihren Quadrizeps an, um die Kniescheiben anzuheben und die Beine an der Rückseite zu strecken.

5. Heben Sie beim Einatmen Ihre Arme nach oben und strecken Sie sie durch Ihre Wirbelsäule.

6. Beginnen Sie beim Ausatmen, die Hüften nach vorne zu beugen, wobei Sie mit der Brust vorangehen.

7. Halten Sie Ihre Wirbelsäule gestreckt, während Sie sich nach vorne beugen und Ihre Hände auf der Matte nach vorne bewegen.

8. Halten Sie Ihre Zehen nach oben zur Decke gerichtet und Ihren linken Fuß gebeugt, um Ihr Knie zu schützen.

9. Sie können Ihre Hände auf der Matte vor sich ablegen oder sich je nach Flexibilität an Ihrem linken Schienbein, Knöchel oder Fuß festhalten.

10. Lassen Sie Ihren Kopf entspannen und Ihren Nacken entspannen, während Sie sich nach vorne beugen.

11. Halten Sie Ihren Atem ruhig und ruhig, während Sie die Pose halten.

12. Halten Sie die Pose 30 Sekunden bis 1 Minute lang und atmen Sie dabei tief und gleichmäßig.

13. Zum Lösen atmen Sie ein, während Sie Ihre Hände langsam zurück zu

Ihrem Körper führen und Ihren Oberkörper wieder in eine aufrechte Position heben.

14. Strecken Sie Ihr rechtes Bein wieder vor sich aus und schütteln Sie es leicht, um eventuelle Verspannungen zu lösen.

15. Wiederholen Sie die Pose auf der anderen Seite, indem Sie Ihr linkes Knie beugen und über Ihr linkes Bein nach vorne beugen.

Die einbeinige Vorwärtsbeuge streckt die hintere Oberschenkelmuskulatur, die Waden und die Wirbelsäule und sorgt gleichzeitig für eine sanfte Massage der Bauchorgane. Es kann dazu beitragen, die Beweglichkeit der Beine und der Wirbelsäule zu verbessern und Verspannungen im unteren Rückenbereich zu lösen. Üben Sie diese Pose regelmäßig und konzentrieren Sie sich dabei darauf, die Länge der Wirbelsäule und die Offenheit der Hüften beizubehalten, um Leichtigkeit und Wohlbefinden in Ihrem Körper und Geist zu fördern.

Schulterstand (Sarvangasana)

Schulterstand, oder Sarvangasana auf Sanskrit, ist eine umgekehrte Yogahaltung, die eine Vielzahl von Vorteilen bietet, darunter eine verbesserte Durchblutung, Schilddrüsenfunktion und allgemeine Entspannung. So üben Sie es sicher:

1. Legen Sie sich zunächst flach auf den Rücken auf die Matte, die Arme liegen neben dem Körper und die Handflächen zeigen nach unten.
2. Spannen Sie beim Einatmen Ihre Rumpfmuskulatur an und heben Sie Ihre Beine sanft von der Matte und bringen Sie sie zur Decke.
3. Stützen Sie Ihren unteren Rücken mit den Händen, während Sie Ihre Hüften von der Matte heben und Ihren Oberkörper und Ihre Beine in eine vertikale Position bringen.
4. Halten Sie Ihre Ellbogen schulterbreit auseinander auf der Matte und stützen Sie Ihren unteren Rücken mit Ihren Händen ab.
5. Drücken Sie Ihre Arme und Hände fest in die Matte, um Ihren

Oberkörper und Ihre Beine höher zu heben und eine gerade Linie von den Schultern bis zu den Fersen zu bilden.

6. Halten Sie Ihren Hals lang und richten Sie Ihren Blick auf Ihre Brust oder die Decke.

7. Beanspruchen Sie Ihre Beinmuskulatur, um Ihre Beine aktiv und Ihre Füße gebeugt zu halten.

8. Halten Sie die Pose 30 Sekunden bis 1 Minute lang und atmen Sie dabei tief und gleichmäßig.

9. Zum Lösen atmen Sie aus, während Sie Ihre Beine nacheinander langsam wieder auf die Matte senken und dann Ihre Hüften wieder nach unten senken.

10. Legen Sie sich für ein paar Atemzüge flach auf den Rücken und lassen Sie Ihren Körper ruhen und entspannen.

Schulterstand erhöht die Durchblutung des Gehirns und der Schilddrüse, verbessert die Verdauung und lindert Stress- und Müdigkeitssymptome. Außerdem werden die Schultern und der Nacken gedehnt und der Rumpf und die Beine gestärkt. Üben Sie diese Pose achtsam, achten Sie auf die Ausrichtung Ihres Körpers und alle Empfindungen, die Sie empfinden, und vermeiden Sie sie, wenn Sie Nacken- oder

Wirbelsäulenverletzungen haben. Hören Sie immer auf Ihren Körper und arbeiten Sie innerhalb Ihrer eigenen Grenzen.

Buchbeschreibung.

„Begeben Sie sich mit „The Ultimate Guide to Yoga Poses" auf eine transformative Reise zum Wohlbefinden. Dieses umfassende Buch bietet eine umfassende Erkundung von 50 Yoga-Posen, jede begleitet von detaillierten Schritt-für-Schritt-Anleitungen. Egal, ob Sie Anfänger oder erfahrener Praktiker sind, Sie werden etwas finden, das Ihre Praxis verjüngt Von Posen wie „Berg" und „Krieger" bis hin zu beruhigenden Dehnübungen im Sitzen wie „Lotus" und „Vorwärtsbeuge" wird jede Pose sorgfältig erklärt, um Ihnen dabei zu helfen, eine optimale Ausrichtung und Achtsamkeit zu erreichen. Mit diesem unverzichtbaren Leitfaden entfalten Sie das volle Potenzial Ihrer Yoga-Praxis und entwickeln eine tiefere Haltung Verbindung zwischen Geist, Körper und Seele.

www.ingramcontent.com/pod-product-compliance
Lightning Source LLC
Chambersburg PA
CBHW071222260726

48653CB00042B/1523